Primera edición: octubre de 2021
Título original: *Ikki Ni Kubireru ayayoga Senaka Kakumei*

© aya, 2019
© de la traducción, Makoto Morinaga, 2021
© de esta edición, Futurbox Project S. L., 2021
Todos los derechos reservados.
Spanish translation rights arranged with SHUFUNOTOMO CO., LTD.
through Japan UNI Agency, Inc., Tokyo

Diseño de cubierta: Taller de los Libros

Publicado por Kitsune Books
C/ Aragó, n.º 287, 2.º 1.ª
08009, Barcelona
www.kitsunebooks.org

ISBN: 978-84-16788-60-6
THEMA: VFMG
Depósito legal: B 15364-2021
Preimpresión: Taller de los Libros
Impresión y encuadernación: Cachimán Gràfic
Impreso en España – *Printed in Spain*

En caso de duda a la hora de realizar cualquier ejercicio físico, le recomendamos que consulte a su médico.

aya

Cuida tu espalda con **ayayoga**

El secreto japonés para fortalecer y estilizar la espalda en solo dos semanas

Traducción de
Makoto Morinaga

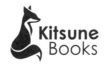

Kitsune Books

ÍNDICE

parte 1

parte 2

índice

parte **3**

parte **4**

parte **5**

parte **6**

Mis alumnos y las personas que participan en los eventos de yoga que organizo a menudo me comentan que les parece increíble que tenga una cintura ¡de apenas cincuenta y un centímetros!

Me llamo aya y soy instructora de yoga, a pesar de que hasta hace unos años no me gustaba nada hacer deporte. De hecho, si mi yo de juventud conociera a mi yo actual, ¡se llevaría una gran sorpresa! En mi época de estudiante, me formé en el campo de las Humanidades, fui miembro de un coro y, por supuesto, nunca imaginé que llegaría a tener ninguna relación con el yoga.

Voy a contarte cómo descubrí esta disciplina. Nací y crecí en la prefectura de Tochigi y decidí estudiar en Estados Unidos. En aquella época tenía un poco de sobrepeso, pero, cuando me fui a América, el cambio de alimentación tuvo un efecto devastador en mí: engordé veinte kilos en solo tres meses y mi rostro se volvió mucho más redondo. Había cambiado tanto que no me reconocía.

Era muy perezosa y, si engordaba, me limitaba a ocultarlo con ropa ancha. Lo cierto es que no me preocupaba mucho, me saltaba la dieta una y otra vez, aunque sabía que eso no estaba bien y era consciente de que mi problema iba a peor. El aumento de peso vino acompañado de problemas en la mandíbula y desarrollé trastornos temporomaxilares.

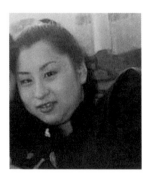

A la gente le cuesta creer que tenía sobrepeso, pero aquí está la prueba: una fotografía de mi época universitaria.

Prólogo

Cuando vivía en Estados Unidos, sufrí un accidente de tráfico que me provocó una conmoción cerebral. Estuve inconsciente y en estado crítico durante tres días. Cuando recuperé el conocimiento, no podía caminar y, por supuesto, volver a Japón era impensable. Había tocado fondo. En ese momento, empecé la rehabilitación y fue entonces cuando me inicié en el yoga.

Comencé desde cero, no sabía ni siquiera lo que era la meditación. Sentía que no entendía nada y que no podía seguir el ritmo, pero, un día, el instructor de una clase me recordó que solo se vive una vez y que, por eso, debería apreciar y cuidar mi cuerpo. Aquellas palabras eran lo que necesitaba escuchar para decidirme a cambiar.

Siempre había querido tener una silueta esbelta, pero, debido a mi sobrepeso, estaba resignada y me daba vergüenza admitirlo.

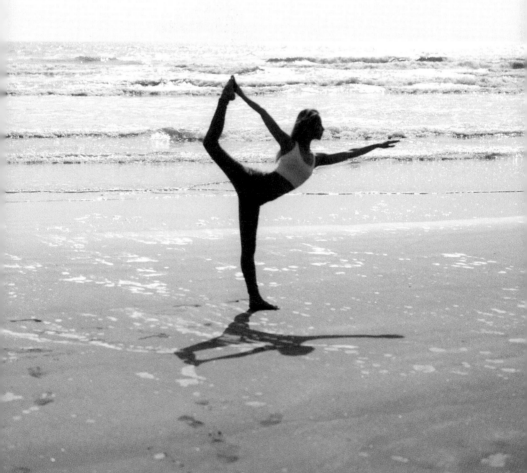

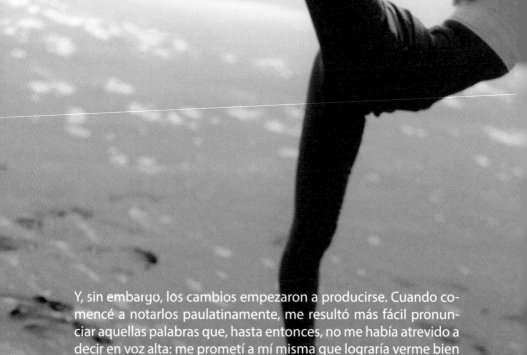

Y, sin embargo, los cambios empezaron a producirse. Cuando comencé a notarlos paulatinamente, me resultó más fácil pronunciar aquellas palabras que, hasta entonces, no me había atrevido a decir en voz alta: me prometí a mí misma que lograría verme bien y tener el cuerpo que siempre había soñado.

Tres meses después de empezara practicar yoga, recuperé el peso que tenía antes de ir a estudiar al extranjero. Bajé hasta los sesenta y tres kilos y, poco a poco, fui perdiendo peso hasta llegar a mis actuales cuarenta y dos kilos. Noté la mayor diferencia en la cintura, y es que desde entonces he logrado mantenerla entre los cincuenta y uno y los cincuenta y tres centímetros.

Además, como me gusta profundizar en todo aquello que me interesa, me imbuí por completo y aprendí diferentes estilos de yoga hasta que, finalmente, estuve en condiciones de enseñar. Así es como pasé de ser una persona negada para el deporte a convertirme en instructora de yoga.

Afortunadamente, he desarrollado mi método con éxito y he dado clases de yoga a más de trescientas mil personas.

El yoga no solo permite ganar flexibilidad, también ayuda a mejorar molestias, algunas muy habituales en las mujeres, como la rigidez de hombros y la sensación de frío. De hecho, muchas de mis alumnas tienen más de cuarenta años. Y, tal vez, el hecho de que el yoga parezca menos exigente que entrenar en un gimnasio explica por qué un porcentaje importante de las personas que se inician en el yoga son mujeres de edad adulta o avanzada.

Con el paso del tiempo, me he percatado de que muchas alumnas de edad avanzada sufren problemas de espalda, la tienen encorvada o flácida, y eso les impide moverse bien.

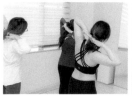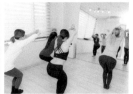

Intento transmitir a mis alumnas que solo lograrán una figura estilizada si aprecian realmente su cuerpo.

La espalda revela el estado del cuerpo hasta el punto de que influye en la impresión que una persona tiene de sí misma. Así, una espalda recta no solo hace que nuestra figura tenga mejor aspecto, sino que también nos ofrece más seguridad y autoestima.

Alguna vez me he fijado en la espalda de algunas mujeres con claros signos de flacidez, lo que me hacía pensar que eran personas mayores, pero cuando les veía la cara me daba cuenta de que apenas rondarían la veintena. Del mismo modo, también he visto espaldas tan rectas que pensaba que serían de mujeres jóvenes, pero al final resultaban tener unos cincuenta, por lo que puede existir una gran diferencia entre la parte delantera y trasera de nuestro cuerpo.

Como la espalda no está al alcance de nuestra vista, es fácil que nos olvidemos de ella y, por tanto, no le prestamos la debida atención. Salvo que tengamos alguna molestia o sintamos dolor, no ejercitamos la espalda con frecuencia y, como sucede con cualquier músculo en desuso y que entra en una especie de letargo, se va deteriorando con el paso del tiempo.

Hoy en día, pasamos mucho tiempo sentados frente al ordenador y con el teléfono móvil en una postura inclinada que somete los músculos de la espalda a una presión constante. Esta tensión muscular hace que tengamos una mala circulación sanguínea y ralentiza el metabolismo. Por esta razón, si no te pones manos a la obra, caerás en una espiral negativa y acabarás con la espalda completamente rígida, lo que no solo afectará a tu postura, sino que también a tu respiración y a los órganos internos.

Pero no te preocupes, estás a tiempo. Pondremos a trabajar esos músculos que, hasta ahora, no has usado de forma consciente y enseguida notarás cambios en todo el cuerpo.

Antes de explicarte por qué es posible adelgazar trabajando los músculos de la espalda, quiero que te pongas en movimiento.

No importa lo rígida que estés o si no tienes experiencia practicando deporte, el ayayoga es un método que podrás seguir sin ningún problema.

En este libro me he centrado sobre todo en ejercicios para la espalda que hacen trabajar a todo el cuerpo. Mucha gente puede pensar que vamos a realizar entrenamientos muy duros, pero el ayayoga no exige movimientos bruscos. Más bien, son ejercicios que buscan fortalecer la espalda mediante el uso consciente y controlado de los músculos.

Seguro que, llegados a este punto, te preguntarás cómo activar la espalda. Cuando engordé y me pedían que moviese el brazo desde el omóplato, no sabía a qué parte del cuerpo se referían. Sin embargo, igual que en tu caso, la respuesta era sencilla. Lleva los brazos hacia atrás y abre el pecho. A continuación, dirige las palmas de las manos hacia fuera para ensanchar todavía más el pecho y los omóplatos se juntarán. Haciendo este ejercicio, pones a trabajar la zona interna de los brazos, así como otras partes del cuerpo.

Tal vez pienses que estos ejercicios son demasiado simples y que deberían ser más técnicos y complejos si se trata de yoga, pero considero fundamental que sean sencillos para ayudar a la mayor cantidad posible de gente que se ha decidido a emprender este camino de esfuerzo y cambio físico para verse y sentirse mejor.

Al principio, pedí a mis alumnas que probaran el ayayoga para comprobar si funcionaba y si era un método que cualquiera podía seguir para mejorar su postura y perder peso. Aunque los resultados variaban de unas personas a otras, la mayoría de mis alumnas lograron estilizar y robustecer sus espaldas en apenas dos semanas. Y no solo eso, el ayayoga también les sirvió para tonificar el resto del cuerpo.

¡Tú también puedes! Abre las palmas de las manos y extiende el pecho para ver cómo tu cintura pierde centímetros, la tensión de los hombros desaparece y te sientes mucho mejor. Estos pequeños cambios te animarán a disfrutar del ejercicio y, antes de que te des cuenta, tu forma de pensar será mucho más positiva.

Ha llegado el momento: ahora te toca a ti poner a prueba y experimentar los efectos del ayayoga mientras entrenas tu espalda como nunca lo habías hecho.

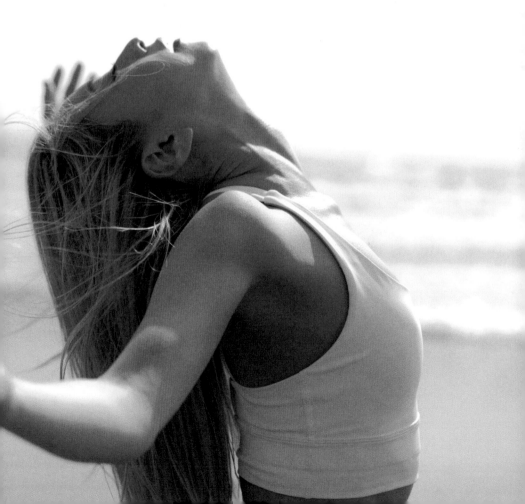

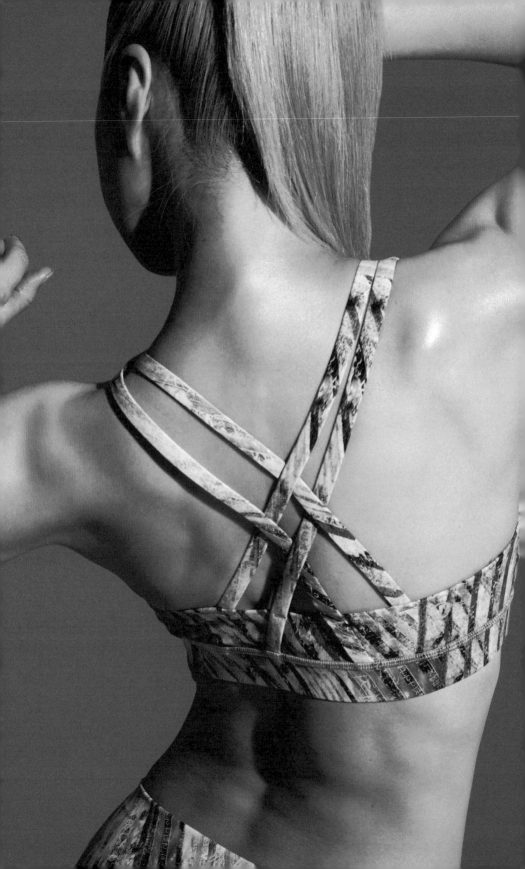

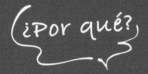

El secreto para cambiar tu cuerpo en poco tiempo está en ¡la espalda!

Cuando pensamos en adelgazar o en conseguir una silueta estilizada centramos la atención en el abdomen, pero la forma más rápida y efectiva de conseguir un cuerpo tonificado y flexible es ejercitando la espalda.

Si fortaleces la espalda, ese «territorio desconocido» en el que apenas habías reparado hasta ahora, tener una cintura de avispa dejará de ser un sueño.

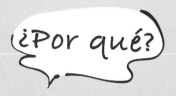

¿Por qué conseguimos estos resultados activando la espalda?

1 Porque es una parte del cuerpo que apenas utilizamos.

A lo largo del día, ya sea cuando estás sentada, al caminar o si estás de pie, ¿eres consciente de tu espalda? La mayoría de las personas responderían que no a esta pregunta.

No pensar en la espalda y utilizarla poco explican algunos fenómenos como el arqueo de la espalda, la rotación de cadera o la acumulación de grasa: los tan poco deseados «rollitos o michelines».

En la espalda se localizan los músculos que soportan nuestro cuerpo. Si estos dejan de utilizarse, no solo la postura empeora y se pierde la forma física, sino que los hombros se vuelven rígidos y pueden producirse dolores cervicales, torácicos o lumbares. Al mismo tiempo, la espalda es una zona en la que se pueden obtener resultados fácilmente mediante la estimulación. Y, precisamente por eso, por ser una parte que no solemos entrenar, empezarás a notar los resultados de tu esfuerzo en poco tiempo.

2 Porque activamos el tejido graso marrón.

Debido a la inactividad de los músculos de la espalda, muchas personas tienden a echar los hombros hacia delante y arquean la espalda, lo que se conoce como hombros caídos. Otras personas, a causa de la rigidez de los músculos que rodean los omóplatos, incluso experimentan problemas para mover los brazos.

Por esta razón, diseñé mi propio método, el ayayoga, que consiste en una serie de ejercicios diseñados para estimular la zona de los omóplatos. Es aquí donde se concentran los denominados tejidos grasos marrones que facilitan la quema de grasa. Al mover los omóplatos, se activan las células marrones y el metabolismo mejora. Estas células también se encuentran en la base del cuello y alrededor de la columna vertebral, y con el ayayoga estimulamos todas estas áreas. Sin embargo, como la cantidad de estas células disminuye con la edad, es indispensable estimularlas de forma constante y empezar cuanto antes. Las células marrones generan calor; por tanto, si sientes cierto calor en estas áreas durante los ejercicios, eso significa que lo estás haciendo bien.

3 Porque mejoramos la postura y elevamos las costillas.

Cuando encorvamos la espalda, los órganos internos se comprimen, las costillas descienden y se desplazan. La piel pierde elasticidad en la zona abdominal y, poco a poco, empezamos a acumular grasa. Por el contrario, las personas que conservan las costillas abiertas suelen mantener una figura recta y sin curvas.

Mediante la estimulación y el fortalecimiento, los músculos recuperan movilidad y disminuimos la curvatura de la espalda. Al mejorar la postura corporal, las costillas recuperan su posición correcta y reducimos el diámetro de la cintura. Por último, el alivio de la presión sobre los órganos internos restablece su buen funcionamiento, y, todo esto, nos ayuda a lograr un cuerpo sano tanto por dentro como por fuera.

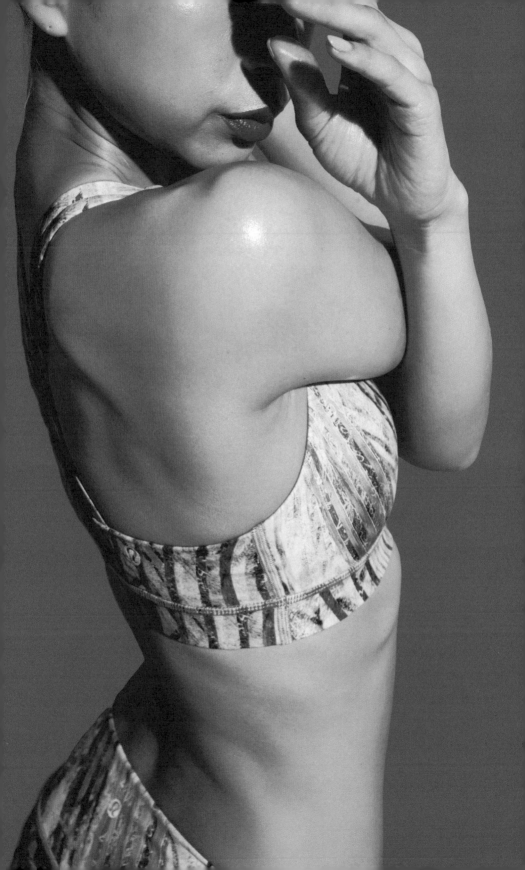

Con los ejercicios del saludo y la

La revolución para tu espalda entre

Antes ——

Si tu objetivo es perder peso y conseguir una silueta esbelta, debes empezar prestando atención a tu espalda. He condensado los movimientos que trabajan de manera eficaz la espalda en dos ejercicios básicos para activar esta zona tan poco usada, a pesar de ser tan relevante. Si los pones en práctica, verás los resultados en la cintura, los glúteos y los brazos. ¡El cambio en tu figura te sorprenderá!

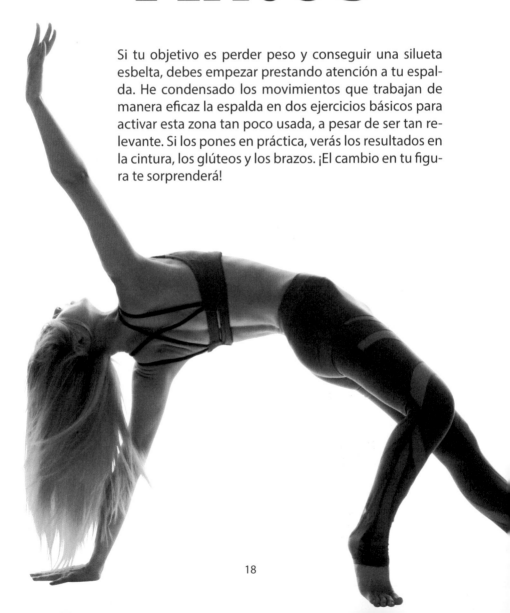

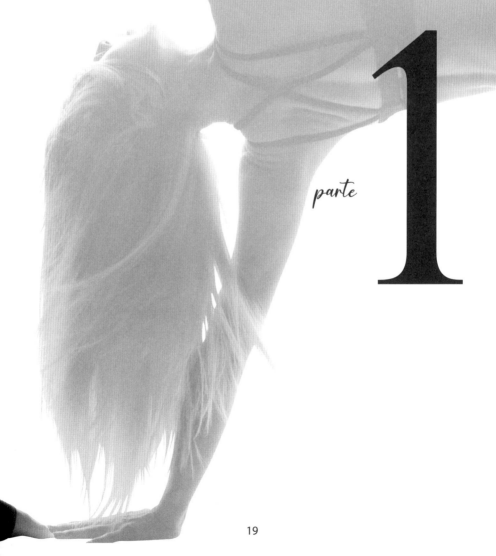

sentadilla con brazos estirados

los veinte y los sesenta

¡Resultados en apenas dos semanas!

→ Después

parte

1

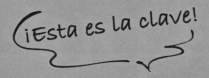

¡Esta es la clave!

¡Ha llegado el momento de trabajar la espalda! Fortalécela y te verás mejor en tan solo dos semanas.

Puede que no lo supieras, pero, aunque no podamos verla directamente, la espalda refleja nuestra edad y forma física. Lo que resulta incluso más sorprendente es que, a pesar de que en ella se localizan músculos que juegan un papel fundamental a la hora de sostener nuestro cuerpo, es una parte que habitualmente descuidamos. Por eso, es crucial empezar a despertar esos músculos de su letargo.

¡Esta es la evolución de una espalda flácida!

20 años

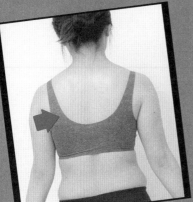

¡No se aprecian los omóplatos!

20 años

La piel está suelta.

30 años

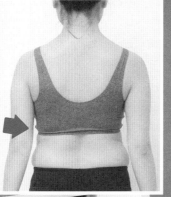

Las zonas lumbar y costal están abultadas.

40 años

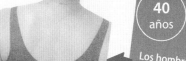

Los hombros están rígidos y la espalda ha adquirido una forma cuadrangular.

50 años

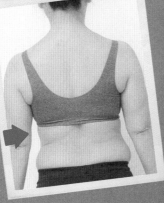

La grasa se concentra también en la espalda.

60 años

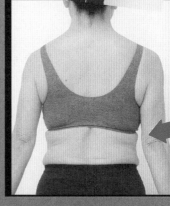

La figura cambia por completo y la espalda se ve caída.

Dos movimientos que harán milagros en tu espalda.

Reglas básicas

✓ **Pon en práctica este método todos los días durante dos semanas.**

✓ **No necesitas hacer dieta.**

Es común que, al hablar de ejercitar la espalda, pensemos que debemos trabajar los músculos que permiten la flexión del tronco. A menudo, esto causa dolores en la zona lumbar y en la cadera, ya que no estamos acostumbrados a una actividad intensa de los músculos de la espalda.

Con el ayayoga, notarás los resultados en todo el cuerpo a pesar de que, básicamente, trabajarás los músculos de los omóplatos. No encontrarás movimientos complicados y, girando las palmas de las manos, potenciarás su efecto. Si practicas esta rutina todos los días, ganarás flexibilidad y libertad de movimiento. ¡Eleva y abre tu pecho como si quisieras llevarlo al cielo!

ayayoga
Imprescindibles

1

¡Puedes con esto y más!

Ejercicio del saludo

Este ejercicio se llama «el saludo» y consiste en extender los brazos por detrás de la espalda, con las palmas de las manos estiradas para abrir el pecho y activar los omóplatos. Si lo practicas durante un minuto, sentirás que la circulación sanguínea mejora y entras en calor. Es importante que separes los dedos todo lo que puedas.

Hola

Ponte de pie con las piernas juntas, gira las palmas de las manos hacia fuera y estira los brazos intentando juntar los omóplatos. El truco está en abrir bien los brazos y acompañar el movimiento levantando la cabeza, como si quisieras saludar al sol. Haz diez repeticiones extendiendo y relajando los brazos.

¡Aprende más! Para saber más, consulta la página 42

Sentadillas con brazos estirados

Las sentadillas con los brazos estirados combinan el estiramiento del tren superior con el fortalecimiento del tren inferior. Al entrelazar las manos y rotar las palmas hacia fuera, estiras la cara interior de los brazos a la vez que trabajas la espalda y el resto del cuerpo.

Entre sus múltiples efectos beneficiosos, las sentadillas proporcionarán un aspecto más firme a tus piernas.

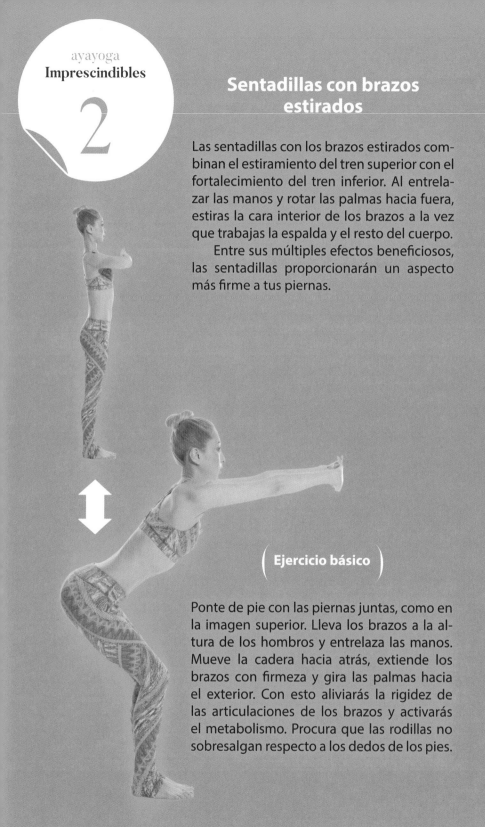

(**Ejercicio básico**)

Ponte de pie con las piernas juntas, como en la imagen superior. Lleva los brazos a la altura de los hombros y entrelaza las manos. Mueve la cadera hacia atrás, extiende los brazos con firmeza y gira las palmas hacia el exterior. Con esto aliviarás la rigidez de las articulaciones de los brazos y activarás el metabolismo. Procura que las rodillas no sobresalgan respecto a los dedos de los pies.

(**Ejercicio avanzado**)

Cuando desplaces la cadera hacia atrás y estires los brazos, en lugar de hacerlo hacia delante, llévalos a un lado. Esto fortalecerá la cara interna de los muslos, ya que son los encargados de mantener el equilibrio, y elevará la cadera. Evita girar las rodillas hacia los lados. La idea es que solo muevas la parte superior del cuerpo.

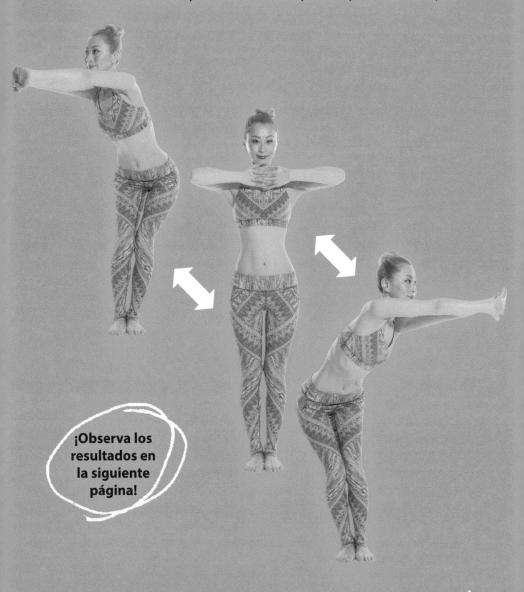

¡Observa los resultados en la siguiente página!

¡Aprende más! Para saber más, consulta la página 42

\ \ \ / /

Resultados en dos semanas con los ejercicios del saludo y las sentadillas con brazos estirados

¡Empieza por aquí!

Reglas básicas

Mantén tu alimentación habitual.
No es necesario que hagas dieta, pero es recomendable que elijas alimentos beneficiosos para tu organismo.

Practica todos los días, aunque sea un momento.
No hay un número específico de repeticiones que debas realizar. Lo importante es ponerte en movimiento y hacer los ejercicios correctamente. Integra esta rutina en tu tiempo libre y disfruta de los minutos que le dediques, así no sentirás tanta presión.

Presta atención a tu espalda.
Mientras haces los ejercicios, recuerda e interioriza que estás trabajando la espalda. De esta manera, los resultados serán incluso mejores.

Cuando creé mi método, mujeres de todas las edades, desde los veinte a los sesenta años, probaron los ejercicios de ayayoga para comprobar si percibían cambios en la espalda. Aunque muchas ya practicaban yoga o hacían ejercicio en el gimnasio, era la primera vez que entrenaban la espalda de forma específica.

A pesar de que no había indicaciones sobre cuánto tiempo debían realizar los ejercicios ni tenían que acompañar el programa de una dieta estricta, los cambios que observaron fueron sorprendentes, sobre todo en el abdomen, los brazos y los glúteos.

Anímate tú también y comprueba los resultados en tan solo dos semanas.

Eleva la cadera y estiliza tu cuerpo

Al fortalecer la espalda, elevarás glúteos y caderas, y mejorarás tu postura. ¡Te verás y sentirás mucho mejor!

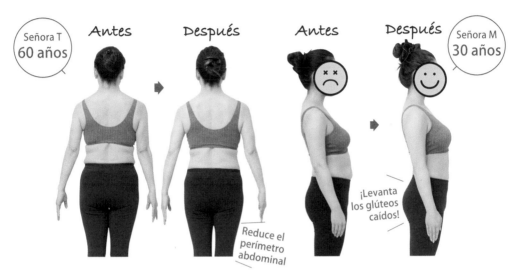

Señora T · 60 años · *Antes* · *Después* · *Antes* · *Después* · **Señora M · 30 años**

¡Levanta los glúteos caídos!

Reduce el perímetro abdominal

¡Gana flexibilidad!

Si no ejercitamos los músculos se tensan y, por defecto, la circulación sanguínea empeora. Practicando los dos ejercicios de ayayoga les devolveremos movilidad y flexibilidad, y, de paso, mejoraremos la circulación.

¡Recoloca tus hombros!

Una prueba de que no prestas la adecuada atención a tu espalda es la inclinación de los hombros hacia delante. Entre otros factores, esta alteración se produce tras largos periodos usando nuestros teléfonos y ordenadores. Si te ejercitas, corregirás tu postura y lograrás una hermosa figura.

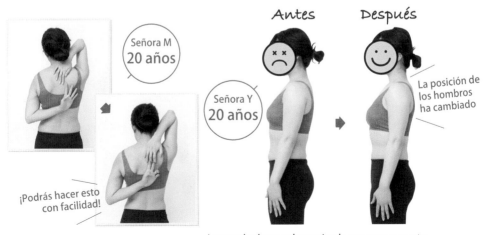

Señora M · 20 años

¡Podrás hacer esto con facilidad!

Señora Y · 20 años

Antes · *Después*

La posición de los hombros ha cambiado

Los resultados pueden variar de una persona a otra.

— Señora Y. (26 años) —

Reduje el contorno de la cadera y definí hombros y brazos

«Como paso muchas horas de pie en el trabajo, sufría muchos dolores de espalda. Sin embargo, después de practicar durante cuatro días los ejercicios, las molestias desaparecieron. En una semana, ya notaba los hombros y la cintura más definidos. Ahora puedo llevar cualquier camiseta».

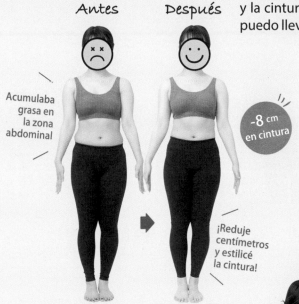

Antes   Después

Acumulaba grasa en la zona abdominal

-8 cm en cintura

¡Reduje centímetros y estilicé la cintura!

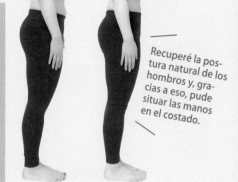

Tenía los hombros inclinados hacia delante

Recuperé la postura natural de los hombros y, gracias a eso, pude situar las manos en el costado.

	Antes	Después	
Busto	89,0 cm	89,0 cm	±0 cm
Contorno bajo pecho	75,2 cm	71,8 cm	-3,4 cm
Cintura	75,6 cm	67,6 cm	**-8,0 cm**
Contorno cadera	94,0 cm	87,4 cm	**-6,6 cm**
Cadera	98,0 cm	94,5 cm	-3,5 cm
Brazos	(Dcho.) 28,8 cm	(Dcho.) 28,1 cm	-0,7 cm
	(Izdo.) 29,3 cm	(Izdo.) 27,5 cm	-1,8 cm
Muslos	(Dcho.) 59,0 cm	(Dcho.) 56,6 cm	-2,4 cm
	(Izdo.) 58,6 cm	(Izdo.) 56,4 cm	-2,2 cm

— Señora M. (27 años) —

¡Corregí la curvatura de la espalda y definí mi silueta!

«Paso muchas horas frente al ordenador y, sin darme cuenta, comencé a arquear la espalda. Además de seguir los ejercicios de ayayoga, empecé a tomar consciencia de cómo debía poner la espalda al sentarme y al estar de pie, lo que me ayudó a estirar los músculos y reducir la barriga. Gracias a esto, ¡he dejado de sentirme cansada!».

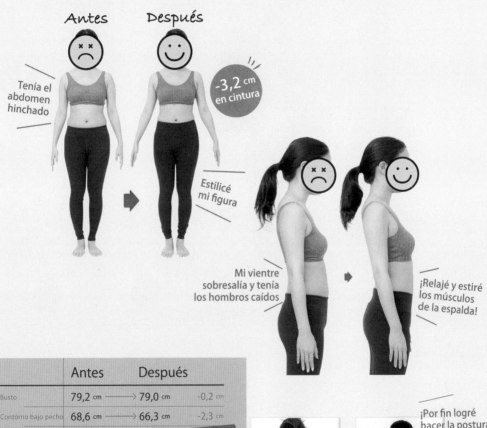

Antes   Después

Tenía el abdomen hinchado

-3,2 cm en cintura

Estilicé mi figura

Mi vientre sobresalía y tenía los hombros caídos

¡Relajé y estiré los músculos de la espalda!

	Antes	Después	
Busto	79,2 cm	79,0 cm	-0,2 cm
Contorno bajo pecho	68,6 cm	66,3 cm	-2,3 cm
Cintura	66,2 cm	63,0 cm	-3,2 cm
Contorno cadera	81,4 cm	83,6 cm	+2,2 cm
Cadera	88,9 cm	87,5 cm	-1,4 cm
Brazos	(Dcho.) 25,5 cm	(Dcho.) 23,6 cm	-1,9 cm
	(Izdo.) 26,2 cm	(Izdo.) 24,4 cm	-1,8 cm
Muslos	(Dcho.) 50,4 cm	(Dcho.) 48,9 cm	-1,5 cm
	(Izdo.) 50,6 cm	(Izdo.) 48,4 cm	-2,2 cm

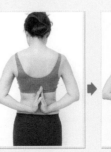

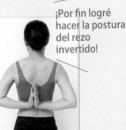

¡Por fin logré hacer la postura del rezo invertido!

Señora T. (36 años)

¡Abrí el pecho y estiré la espalda encorvada!

«Como me dedico a cuidar de mis hijos, paso mucho tiempo agachada, y suelo tener molestias en la espalda. Por ello, me siento realmente bien cuando abro el pecho, ya que me ayuda a relajar los hombros. Acostumbro a hacer los ejercicios después de un buen baño y antes de acostarme para despertar llena de energía».

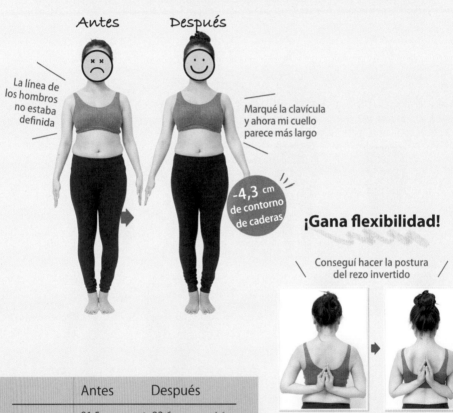

Antes Después

La línea de los hombros no estaba definida

Marqué la clavícula y ahora mi cuello parece más largo

-4,3 cm de contorno de caderas

¡Gana flexibilidad!

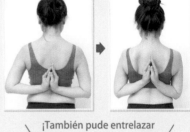

Conseguí hacer la postura del rezo invertido

¡También pude entrelazar mis manos!

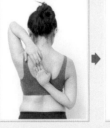
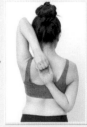

	Antes	Después	
Busto	81,5 cm	82,6 cm	+1,1 cm
Contorno bajo pecho	71,7 cm	68,9 cm	-2,8 cm
Cintura	70,0 cm	66,4 cm	-3,6 cm
Contorno cadera	80,7 cm	76,4 cm	-4,3 cm
Cadera	89,4 cm	87,4 cm	-2,0 cm
Brazos	(Dcho.) 21,5 cm	(Dcho.) 23,4 cm	-1,9 cm
	(Izdo.) 25,4 cm	(Izdo.) 23,4 cm	-2,0 cm
Muslos	(Dcho.) 49,8 cm	(Dcho.) 48,3 cm	-1,5 cm
	(Izdo.) 48,0 cm	(Izdo.) 45,9 cm	-2,1 cm

A los 40

───── Señora S. (44 años) ─────

Gané flexibilidad en la espalda y siento el cuerpo menos hinchado

«El primer día que comencé a entrenar me lesioné la espalda, así que no podía moverme tanto como quería. Pero, a medida que fui incorporando nuevos ejercicios, el dolor remitió poco a poco. La rigidez de los hombros y la espalda se redujeron notablemente, y ahora puedo mover los brazos con más soltura».

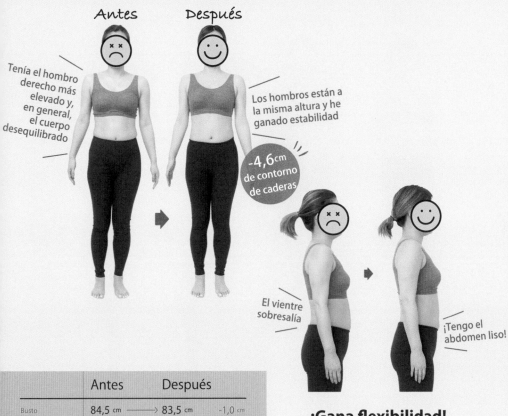

Antes   Después

Tenía el hombro derecho más elevado y, en general, el cuerpo desequilibrado

Los hombros están a la misma altura y he ganado estabilidad

-4,6cm de contorno de caderas

El vientre sobresalía

¡Tengo el abdomen liso!

	Antes	Después	
Busto	84,5 cm ⟶	83,5 cm	-1,0 cm
Contorno bajo pecho	72,1 cm ⟶	69,3 cm	-2,8 cm
Cintura	68,3 cm ⟶	65,4 cm	-2,9 cm
Contorno cadera	81,0 cm ⟶	76,4 cm	-4,6 cm
Cadera	88,7 cm ⟶	86,4 cm	-2,3 cm
Brazos	(Dcho.) 26,0 cm ⟶	(Dcho.) 24,0 cm	-2,0 cm
	(Izqdo.) 24,5 cm ⟶	(Izdo.) 23,5 cm	-1,0 cm
Muslos	(Dcho.) 52,3 cm ⟶	(Dcho.) 51,5 cm	-0,8 cm
	(Izdo.) 51,5 cm ⟶	(Izdo.) 51,3 cm	-0,2 cm

¡Gana flexibilidad!

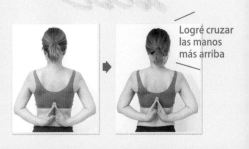

Logré cruzar las manos más arriba

Señora I. (52 años)

¡Adelgacé y me siento más ligera!

«Antes de empezar el ayayoga, me parecía demasiado fácil y que podría hacer los ejercicios sin apenas esfuerzo, pero durante la primera semana tuve agujetas en la espalda. Entonces me di cuenta de que nunca había trabajado la espalda como es debido. Y no solo noté mejoras en la espalda, sino que también perfilé el contorno de la cara y los brazos, y ¡corregí la posición de mi cadera!».

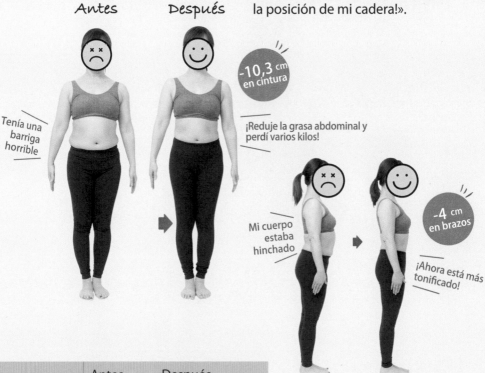

Antes   Después

Tenía una barriga horrible

-10,3 cm en cintura

¡Reduje la grasa abdominal y perdí varios kilos!

Mi cuerpo estaba hinchado

-4 cm en brazos

¡Ahora está más tonificado!

	Antes	Después	
Busto	83,5 cm ⟶	79,5 cm	-4,0 cm
Contorno bajo pecho	74,8 cm ⟶	69,8 cm	-5,0 cm
Cintura	74,2 cm ⟶	63,9 cm	-3,6 cm
Contorno cadera	84,0 cm ⟶	79,0 cm	-4,3 cm
Cadera	89,0 cm ⟶	84,0 cm	-5,0 cm
Brazos	(Dcho.) 28,5 cm ⟶	(Dcho.) 25,1 cm	-3,4 cm
	(Izdo.) 29,0 cm ⟶	(Izdo.) 25,0 cm	-4,0 cm
Muslos	(Dcho.) 52,3 cm ⟶	(Dcho.) 48,3 cm	-4,0 cm
	(Izdo.) 51,5 cm ⟶	(Izdo.) 49,6 cm	-1,9 cm

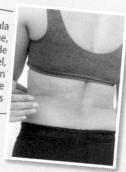

Tenía tan mala circulación que, después de apretarme la piel, me quedaban las marcas de los dedos

──── Señora M. (60 años) ────

Si lo disfrutas y no te rindes, cambiarás tu cuerpo ¡incluso a los sesenta!

Empecé haciendo el ejercicio del saludo unas treinta veces y, cuando dejé de sentir agujetas, aumenté las repeticiones. Trabajo como vendedora y esto ha sido mano de santo para reducir el cansancio que sentía en la espalda y los hombros. Ahora hago los ejercicios incluso durante mi jornada laboral.

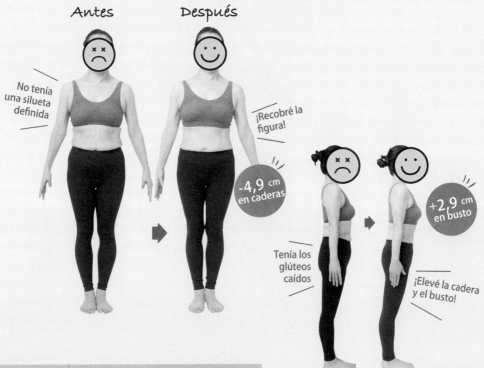

Antes   Después

No tenía una silueta definida

¡Recobré la figura!

-4,9 cm en caderas

Tenía los glúteos caídos

+2,9 cm en busto

¡Elevé la cadera y el busto!

	Antes	Después	
Busto	82,5 cm	→ 85,4 cm	+2,9 cm
Contorno bajo pecho	73,3 cm	→ 72,7 cm	-0,6 cm
Cintura	71,0 cm	→ 68,5 cm	-2,5 cm
Contorno cadera	88,3 cm	→ 84,9 cm	-3,4 cm
Cadera	91,4 cm	→ 86,5 cm	-4,9 cm
Brazos	(Dcho.) 24,5 cm →	(Dcho.) 22,3 cm	-2,0 cm
	(Izdo.) 24,6 cm →	(Izdo.) 22,7 cm	-1,0 cm
Muslos	(Dcho.) 49,5 cm →	(Dcho.) 45,4 cm	-0,8 cm
	(Izdo.) 49,5 cm →	(Izdo.) 46,8 cm	-0,2 cm

¡Amplié el rango de movimiento de los omóplatos!

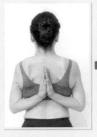
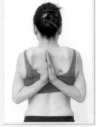

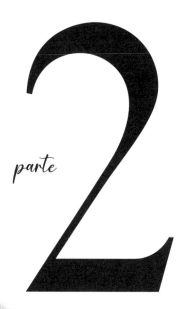

parte

2

¡El método definitivo para tu espalda: ayayoga!

Método definitivo

Durante mis clases de yoga, observé a mis alumnas y comprendí la importancia de fortalecer la espalda y, para ello, para trabajar los músculos hasta ahora inactivos, no es necesario hacer ejercicios complicados. Mi método está pensado para que cualquier persona pueda seguirlo y obtenga resultados efectivos. Si te preguntas si estos ejercicios serán suficientes para activar tu espalda y cambiar tu figura, la respuesta es: ¡por supuesto que sí!

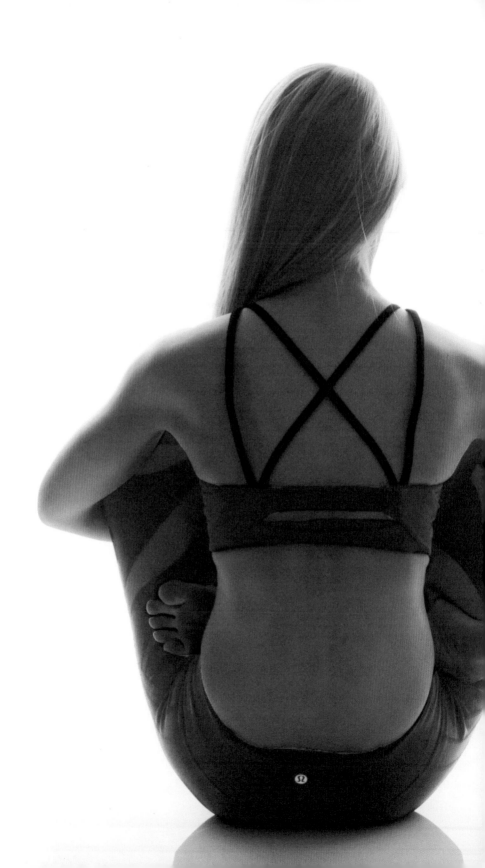

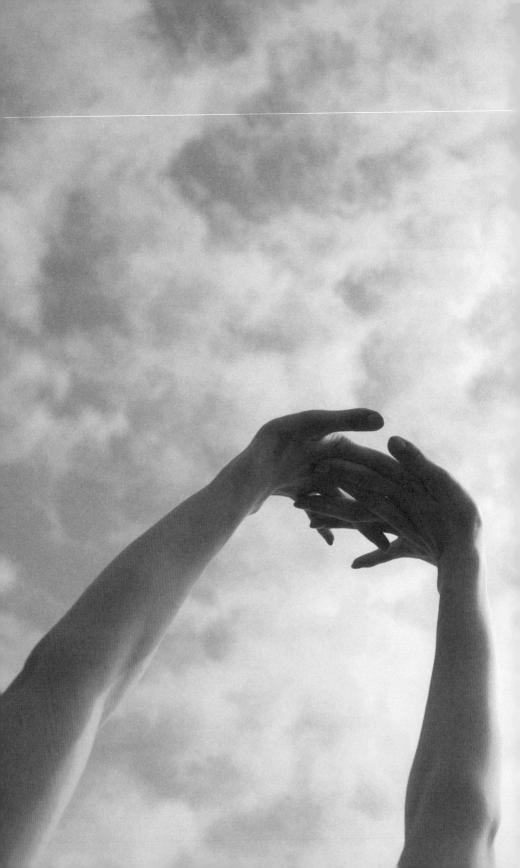

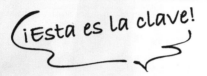

¡Esta es la clave!

Consigue resultados mejores
gracias a las palmas
de las manos

Para reducir la rigidez de la espalda debemos abrir la parte del cuerpo opuesta, es decir, el pecho. Es un pequeño gesto, fácil de hacer y que no implica un trabajo muscular intenso. ¡Veamos cuál es la relación entre las palmas de las manos y la espalda!

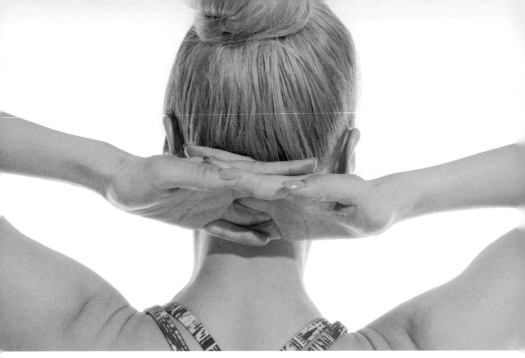

¿por qué?

¿Por qué al girar las manos trabajamos más la espalda?

Cuando los brazos están relajados, las palmas de las manos, de forma natural, están orientadas hacia el interior. Girar el pomo de una puerta o abrir un grifo son dos ejemplos de las escasas ocasiones en que giramos las palmas hacia el exterior. Y, precisamente, esta posición es clave para poner a trabajar nuestra espalda. Pero ¿por qué sucede esto?

1 El cerebro se pone a trabajar al ejecutar un movimiento inusual.

Salvo en contadas situaciones, no solemos dar la vuelta a las palmas de las manos, pero si no hacemos este movimiento con cierta frecuencia, los músculos de la parte interior del brazo se deterioran y sufren una degeneración gradual. Como no es una acción habitual, debes estirar bien las manos, desde la punta de los dedos, para indicar al cerebro que estás activando esa zona del cuerpo.

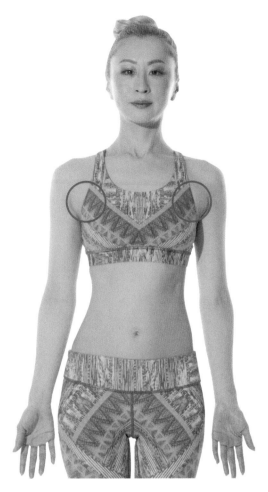

2 Los pulgares son los responsables de estimular el sistema linfático. Abre el pecho teniendo esto en cuenta.

Los músculos del cuerpo están conectados entre sí, por lo que es posible moverlos conjuntamente. Los músculos de los pulgares continúan por la cara interna del brazo y conectan con el hombro. Además, en la zona de los hombros y las clavículas hay una alta concentración de terminaciones nerviosas y glándulas linfáticas. Por esta razón, cuando mueves los pulgares trabajas partes del cuerpo aparentemente inconexas y distantes, lo que te ayudará tanto a acabar con los dolores como a mejorar la circulación sanguínea.

¿Cómo girar
las palmas de las manos?

Puesto que la muñeca ejecuta el movimiento al girar el pomo de una puerta o al abrir un grifo, realmente no estimulamos los músculos de la espalda. A continuación, te enseñaré cómo lograr que el giro de las manos tenga un efecto positivo en tu espalda.

1 Cómo girar las palmas de las manos

¿Bastará solo con rotar las manos?

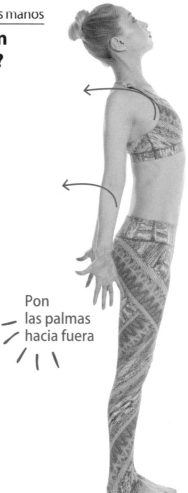

Pon
las palmas
hacia fuera

No te limites a rotar la muñeca. Debes girar las palmas prestando atención a los dedos, en especial a los pulgares. De esta manera, desplazarás los hombros hacia fuera, abrirás el pecho y activarás los omóplatos.

2 Cómo girar las palmas de las manos

Al entrelazar las manos

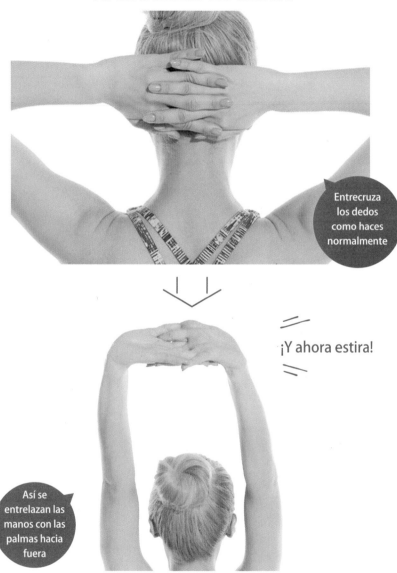

Entrecruza los dedos como haces normalmente

¡Y ahora estira!

Así se entrelazan las manos con las palmas hacia fuera

Empieza por juntar las manos y entrelazar los dedos. Mantén las manos juntas y estira los brazos mientras giras los pulgares hacia arriba. Con este movimiento estimularás la parte interna de los brazos, desde los dedos hasta la base de los hombros.

¡Inténtalo tú
también!

Ejercicio del saludo

Gira las palmas de las manos hacia fuera mientras estiras los brazos por detrás del cuerpo, como si saludaras al sol. Al juntar los omóplatos, estarás trabajando la espalda. Este movimiento también te servirá para reducir el diámetro de los brazos.

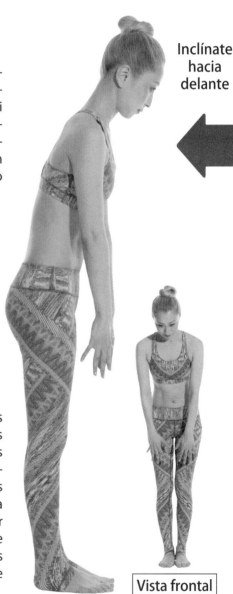

Inclínate
hacia
delante

Vista frontal

Ponte de pie con las rodillas y los talones juntos, y con las palmas de las manos mirando hacia tus muslos. Ahora, lleva los brazos hacia atrás para juntar los omóplatos y estirar las clavículas. Levanta la vista y ¡saluda! No podrás evitar que te invada una sensación de bienestar. Luego, espira y relaja los hombros, y no olvides despedirte con un «¡hasta luego!».

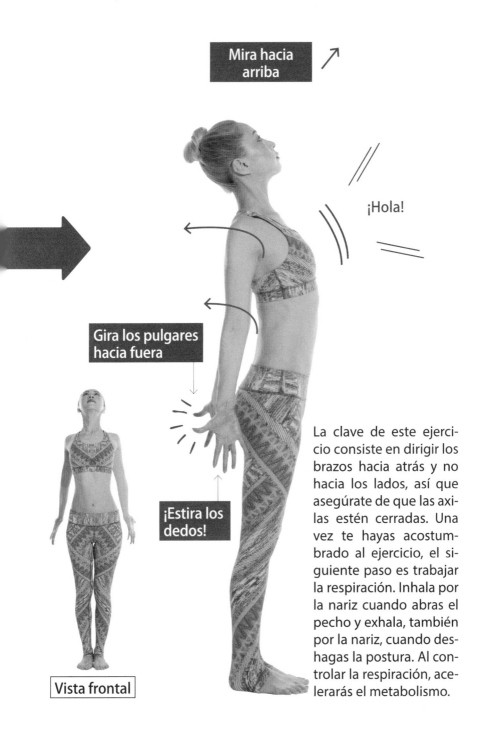

Mira hacia arriba

¡Hola!

Gira los pulgares hacia fuera

¡Estira los dedos!

Vista frontal

La clave de este ejercicio consiste en dirigir los brazos hacia atrás y no hacia los lados, así que asegúrate de que las axilas estén cerradas. Una vez te hayas acostumbrado al ejercicio, el siguiente paso es trabajar la respiración. Inhala por la nariz cuando abras el pecho y exhala, también por la nariz, cuando deshagas la postura. Al controlar la respiración, acelerarás el metabolismo.

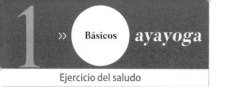
Todo lo que debes saber sobre el
ejercicio del saludo

Punto 1

¡Extiende bien los dedos y las articulaciones!

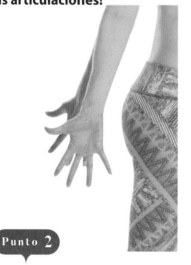

Aprende a estirar las articulaciones y a mejorar la movilidad corporal con el método ayayoga. Desde el hombro a los dedos, ¡activa todo el cuerpo!

Punto 2

Inicia la rotación desde los hombros para expandir el pecho.

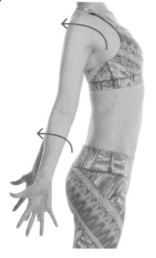

Este movimiento no se reduce a llevar los brazos hacia detrás. Inicia la rotación desde los hombros para que los brazos giren por completo y desplazar los omóplatos. Gracias a esto, notarás una mejora en la tensión de los músculos alrededor de las clavículas.

¡Aplaude con el dorso de las manos para aumentar la eficacia!

Cuando domines el ejercicio del saludo, puedes añadirle un poco de dificultad intentando que los dorsos de las manos se toquen para acercar los omóplatos. Así, trabajarás la espalda todavía más.

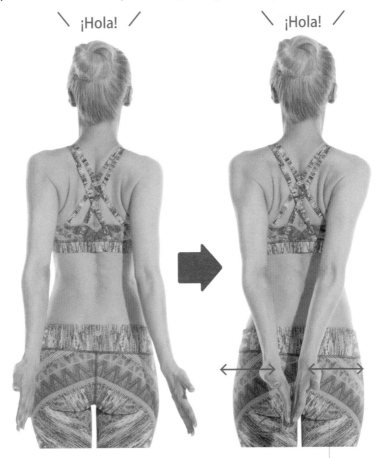

Intenta que los dorsos de tus manos se toquen

Lleva los brazos hacia atrás hasta donde puedas y tensa los omóplatos para mantenerlos rotados hacia fuera. Procura juntar los dorsos de las manos como si aplaudieras con ellos. No te preocupes si al principio no lo consigues porque, a medida que aumente la flexibilidad de tu espalda, podrás acercar más las manos. Evita, en todo momento, levantar los hombros.

Sentadillas con los brazos estirados

Con este ejercicio matarás dos pájaros de un tiro: te servirá como estiramiento y como entrenamiento muscular. Además, estirar los brazos hacia delante te ayudará a compensar el desplazamiento de la cadera hacia atrás, por lo que te resultará más fácil mantener el equilibrio. Las sentadillas con los brazos estirados serán tus aliadas para adelgazar y moldear el tren inferior.

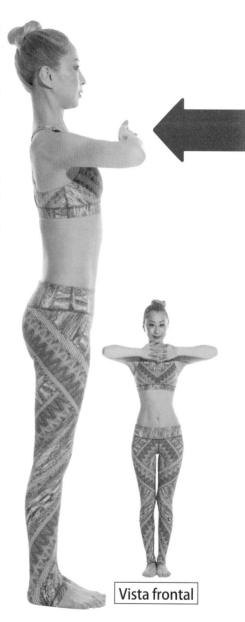

Vista frontal

Ponte de pie con las rodillas y los talones juntos. Dobla los brazos a la altura de los hombros y cruza las manos por delante del pecho. Flexiona las rodillas para que sobresalgan respecto a los glúteos y estira los brazos hacia delante con las palmas mirando hacia el exterior. Si inclinas los brazos ligeramente hacia arriba, evitarás que los hombros caigan.

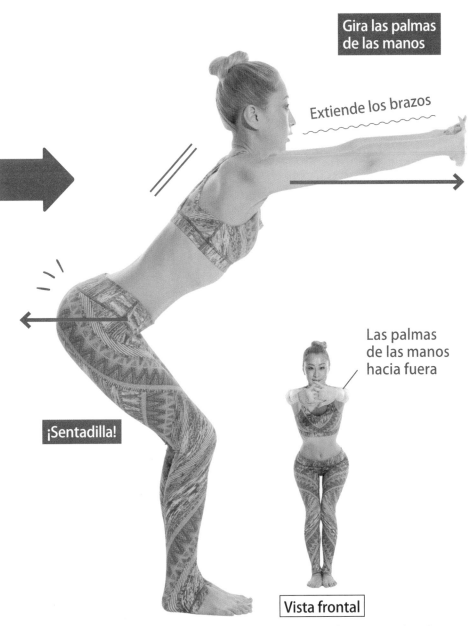

Gira las palmas de las manos

Extiende los brazos

Las palmas de las manos hacia fuera

¡Sentadilla!

Vista frontal

Con las sentadillas fortalecerás los isquiotibiales, tres músculos que se encuentran en la parte posterior de los muslos, gracias a lo que moldearás tus piernas. Además, los dolores de espalda se reducirán de una forma considerable.

Todo lo que debes saber sobre las sentadillas con los brazos estirados

Punto 1

No separes las rodillas.

Para trabajar los abducto-res, que se encuentran en la parte interna del muslo, es imprescindible que mantengas las rodillas alineadas. Puedes doblarlas ligeramente hasta que domines el movimiento, pero sin separarlas en exceso. Céntrate en llevar las caderas hacia detrás.

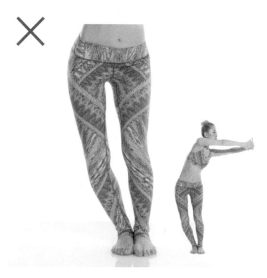

Punto 2

Flexiona las rodillas y lleva la cadera hacia atrás.

Si al doblar las piernas no desplazas la cadera hacia atrás, las rodillas se adelantarán, lo que hará que los músculos delanteros de las piernas sufran y se altere su forma. Por ello, evita que las rodillas sobrepasen los dedos de los pies. Si trasladas la cadera hacia atrás, podrás extender los brazos hacia delante de forma natural para ayudarte a mantener el equilibrio.

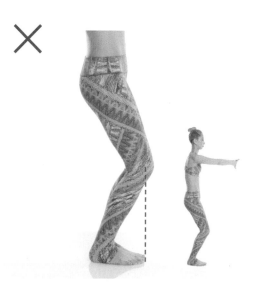

¡Aumenta la dificultad!
Sentadillas en diagonal

Para conseguir un cuerpo estilizado y a la vez con curvas, debemos realzar la forma de la cintura con ejercicios de rotación. Activa los músculos laterales del abdomen cruzando los brazos y estirándolos en diagonal todo lo que puedas.

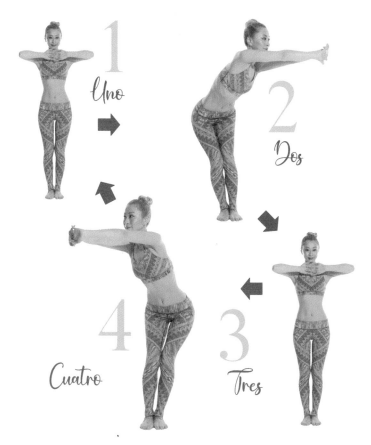

Este ejercicio consiste en hacer el mismo movimiento que en la versión básica de las sentadillas con los brazos estirados, pero extendiendo los brazos en diagonal, con el objetivo de estirar también los músculos laterales y moldear la cintura. El truco para dominar esta variación es mantener las rodillas mirando al frente y girar solo la parte superior del cuerpo. Repite alternando la dirección de los brazos.

Estiramiento de los omóplatos

Es fundamental hacer estiramientos que trabajen los músculos laterales para dar flexibilidad a la espalda y relajarla. Flexiona y levanta los codos hasta que queden a la altura de la cabeza: sentirás cómo los músculos, que hasta entonces estaban dormidos, ahora se estiran. Puedes repetir este estiramiento unas diez veces a derecha e izquierda antes y después de la rutina de ejercicios.

Entrelaza las manos y gíralas hacia el exterior.

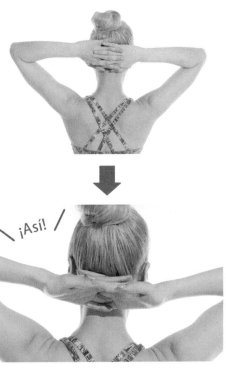

¡Así!

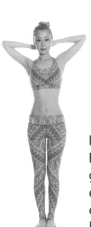

EMPIEZA

Ponte de pie con las rodillas y los talones juntos. Entrelaza las manos por detrás de la cabeza y luego gíralas para que la palma quede hacia fuera y el dorso apoyado contra la nuca. La clave de este ejercicio consiste en abrir con amplitud los codos hacia los laterales.

¡Inclina el cuerpo para estirar los omóplatos y los músculos abdominales laterales!

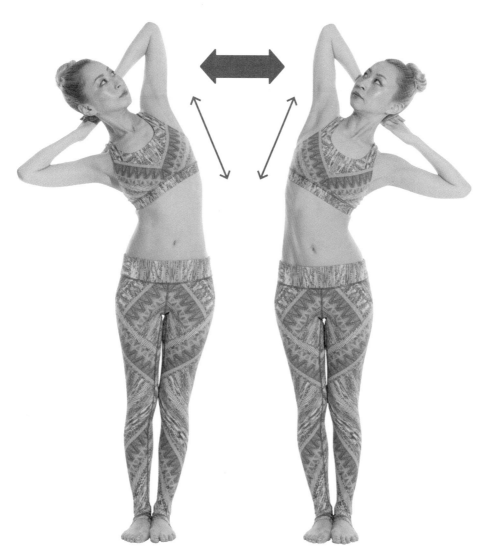

Deja caer tu cuerpo ligeramente a derecha e izquierda mientras mantienes los codos bien abiertos. Al extender los músculos laterales del abdomen, entre ellos, el oblicuo mayor, la cintura vuelve a tomar forma.

Estiramiento **2**

Da movimiento a los omóplatos

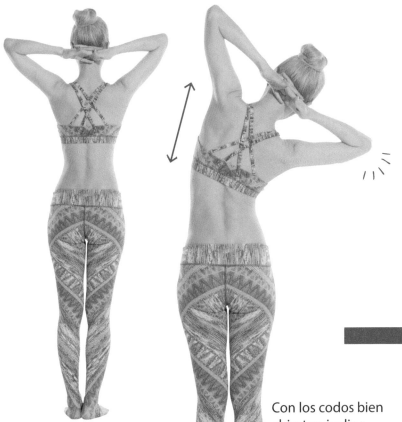

EMPIEZA

Ponte de pie con las rodillas y los talones juntos. Entrelaza las manos por detrás de la cabeza y luego gíralas para que la palma quede hacia fuera y el dorso apoyado contra la nuca. La clave de este ejercicio está en abrir con amplitud los codos hacia los laterales.

Con los codos bien abiertos, inclina el tronco hacia un lado. Alterna el movimiento a derecha e izquierda para tonificar ambos lados. Recuerda aguantar la posición de los codos de forma que el pecho permanezca también lo más abierto posible.

DE LADO

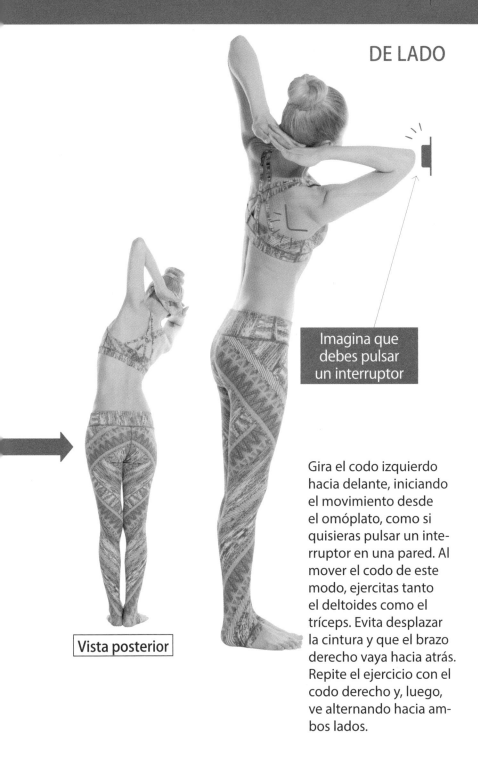

Imagina que debes pulsar un interruptor

Vista posterior

Gira el codo izquierdo hacia delante, iniciando el movimiento desde el omóplato, como si quisieras pulsar un interruptor en una pared. Al mover el codo de este modo, ejercitas tanto el deltoides como el tríceps. Evita desplazar la cintura y que el brazo derecho vaya hacia atrás. Repite el ejercicio con el codo derecho y, luego, ve alternando hacia ambos lados.

Consejos para continuar con el ayayoga

Si haces el ejercicio del saludo como si realmente saludaras, te servirá tanto para calmar tu estado anímico como para realizar las sentadillas de manera óptima. Incluso si eres de esas personas a las que no se les da bien entrenar, hazlo una vez y verás que tu motivación aumenta.

1 **Ejercicio del saludo** **+** **2** **Sentadillas con los brazos estirados**

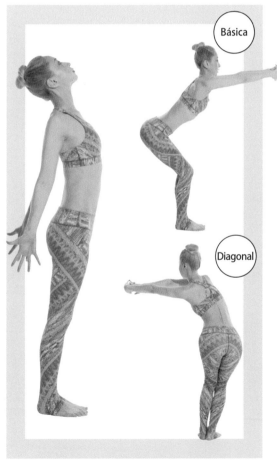

Básica

Diagonal

El saludo + sentadilla ⇨ 1 serie

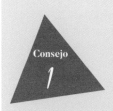

¡Pon música que te guste!

Si haces los ejercicios mientras escuchas tus canciones favoritas, estarás más motivada y, aunque no lo creas, sentirás menos cansancio. Elige una canción de unos tres minutos y usa el ritmo como referencia. Haz el saludo y las sentadillas durante al menos un minuto cada uno y hasta que se acabe la canción. Después, notarás una reconfortante calidez en el cuerpo.

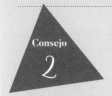

No te preocupes por el número de repeticiones

Supongamos que has decidido hacer cincuenta series cada día, pero si no tienes tiempo o motivación para hacer tantas, seguramente acabes abandonando la rutina. Con el ayayoga no importa cuántas repeticiones hagas: lo esencial es que practiques de forma constante, aunque solo sea durante unos pocos minutos al día.

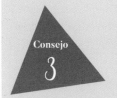

Cuando lo tengas dominado, aumenta el ritmo y ¡no olvides divertirte!

Aunque te cueste hacer ejercicio, si persistes y practicas todos los días, acabarás acostumbrándote. Cuando domines los ejercicios, puedes acelerar el ritmo a partir de la mitad de una canción. Esto, sumado al aumento del número de series, añadirá un plus de dificultad a tu entrenamiento y, si das más amplitud a tus movimientos, también aumentarás la carga.

¿Beneficios?

¿Qué beneficios tiene entrenar la espalda con el método ayayoga?

Si hasta ahora no has trabajado tu espalda de manera localizada, los resultados que obtendrás serán muy destacados: adelgazarás la cintura, mejorarás la postura y, como consecuencia, estilizarás tu figura. A continuación, te explicaré algunos de los efectos positivos del ayayoga.

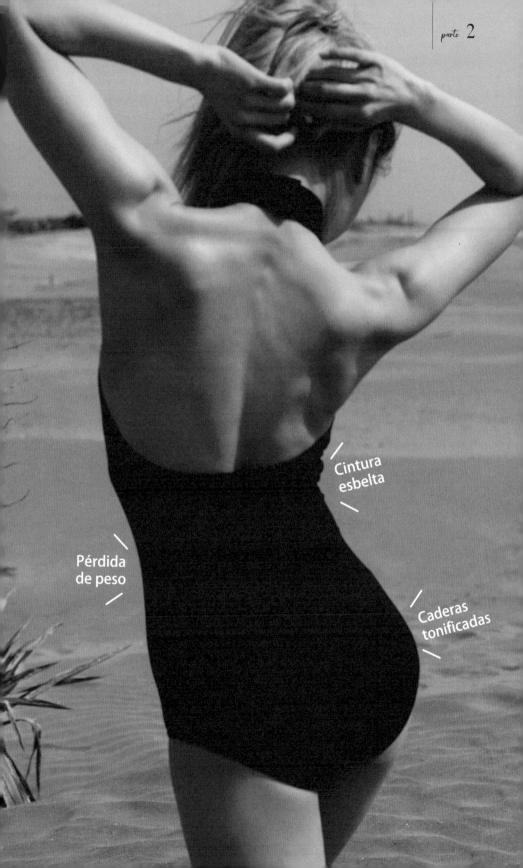

Cintura
esbelta

Pérdida
de peso

Caderas
tonificadas

1 Quema grasa fácilmente.

Los músculos de la espalda son muy extensos y no solo se encargan de sostener el cuerpo, sino que también participan en la respiración y en cada uno de los movimientos del cuerpo. Si adoptamos una postura encorvada, las costillas se ensanchan y dejan de sujetar adecuadamente los órganos internos y, por tanto, el vientre se vuelve flácido y abultado. Pero igual que una acción negativa desencadena efectos negativos, una acción positiva genera efectos positivos en nuestro cuerpo. Si entrenas la espalda, sus músculos se alargarán, las costillas se recolocarán y la grasa acumulada en la zona abdominal se reducirá poco a poco. Ganarás flexibilidad, mejorarás la circulación sanguínea, quemarás grasa con facilidad y evitarás aumentar de peso. En resumen, si entrenas los grandes grupos musculares de la espalda, conseguirás quemar más calorías y perder peso de forma eficaz.

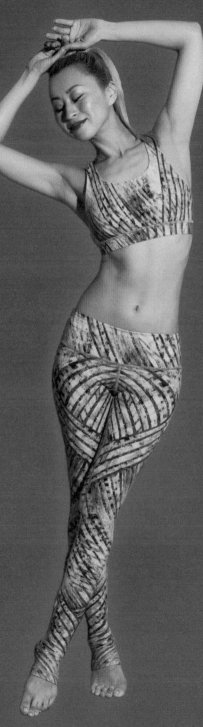

¡Logra una
envidiable cintura
de 51 centímetros!

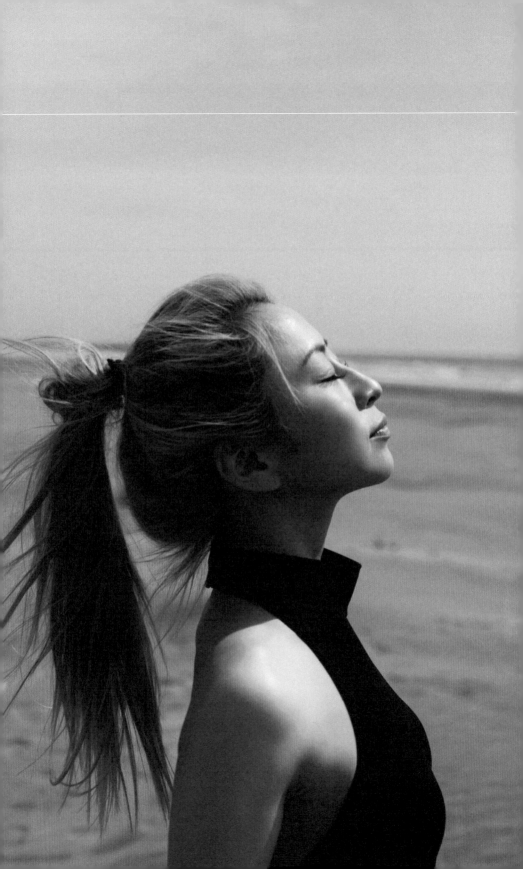

2 Estiliza las caderas y tonifica el tren inferior.

Los músculos no se mueven individualmente, sino que lo hacen por grupos musculares. Al activar y estirar la espalda, las caderas también se activan y se elevan a pesar de encontrarse en una posición inferior. En otras palabras, los músculos de la espalda son los tirantes que te permiten mejorar la postura, estabilizar la rotación de la pelvis, conectar los músculos lumbares a la columna para mover de manera óptima las extremidades inferiores y, así, lograr unas piernas más estilizadas y bonitas.

3 Baja los hombros y define el rostro.

No lo sabe mucha gente, pero, cuando los omóplatos no se mueven de manera adecuada, tendemos a elevar los hombros y la sangre y la linfa obstruyen el cuello; como consecuencia, la cara se hincha. Además, generamos tensión de forma involuntaria en la mandíbula, que termina adoptando una forma cuadrada. Al estimular los omóplatos y fortalecer la espalda, conseguirás expandir el pecho, bajar los hombros y que tu cuello parezca más delgado y largo, mientras que tu rostro estará más definido.

4 Relaja la tensión de los hombros.

Una postura constantemente inclinada hacia delante hace que los músculos de la espalda también se inclinen en esa dirección, ejerciendo presión sobre los hombros. Por este motivo, mucha gente tiene los hombros caídos y sufre un dolor tan fuerte que no puede ni levantar los brazos. No obstante, si rectificamos la postura y tonificamos la espalda, los músculos recuperarán su flexibilidad, la tensión de los hombros desaparecerá y notaremos una clara mejoría general.

5 Duerme las horas necesarias y profundamente.

Los músculos de la espalda están relacionados con el movimiento de las costillas. Por tanto, si trabajamos esta amplia zona y mantenemos una postura erguida, las costillas conservan su posición natural, lo que permite que la respiración sea más profunda y favorece la relajación del sistema nervioso. Por su parte, esta relajación ayuda tanto a regular la temperatura corporal como a conciliar el sueño y mejorar su calidad.

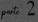

6

Aprecia resultados incluso en las zonas más rebeldes.

En el apartado «Experiencias con el ayayoga» (página 26), he incluido testimonios de personas que se animaron a seguir este método y consiguieron tonificar incluso los brazos, una zona muy difícil de estimular. Al girar las palmas, movilizamos los brazos en su totalidad, desde los omóplatos hasta la punta de los dedos, lo que activa todos sus músculos, con lo que logramos adelgazar hasta las zonas más rebeldes. Al mismo tiempo, trabajamos y estiramos los costados del cuerpo para definir la zona abdominal. Por último, aunque cueste imaginar la relación, el estiramiento de los músculos de la espalda puede ayudar al aumento del pecho.

ayayoga

Consejos para mejorar el aspecto de tu
espalda

Tips

Con el método ayayoga puedes conseguir la espalda estilizada y seductora con la que siempre has soñado.

aya consejo n.º **1** ""**Presta atención a tu espalda**""

Poca gente dedica tiempo a su espalda y, detrás de ello, se encuentra la principal razón de los escasos cuidados que damos a esta zona. De ahora en adelante, quiero que cuando te mires al espejo adquieras el hábito de fijar la atención no solo en la parte delantera de tu cuerpo, sino también en la posterior. Asimismo, puedes pedir a un familiar o amigo que te haga una foto de espaldas para que la estudies detenida y objetivamente. Así, adquirirás plena consciencia del estado de tu espalda.

2 aya consejo n.º " ¡Nada de frotarse la piel! "

Entre otras cosas, una espalda poco cuidada puede sufrir problemas de acné. La piel de la espalda tiene glándulas que producen sebo y sudor, por lo que tiende a humedecerse. Además, la piel de la espalda es más gruesa y es fácil que la suciedad se cuele a través de los poros. Puesto que es una zona difícil de ver, alcanzar y limpiar, es bastante habitual que aparezcan granos. Sin embargo, no es bueno frotar en exceso la piel para aliviar el acné, ya que podemos dañarla. En mi caso, no utilizo mucho jabón al ducharme y me masajeo suavemente la piel con las manos. Siempre y cuando no te excedas en la presión que ejerzas, después de ducharte puedes utilizar una toalla para frotar tu espalda.

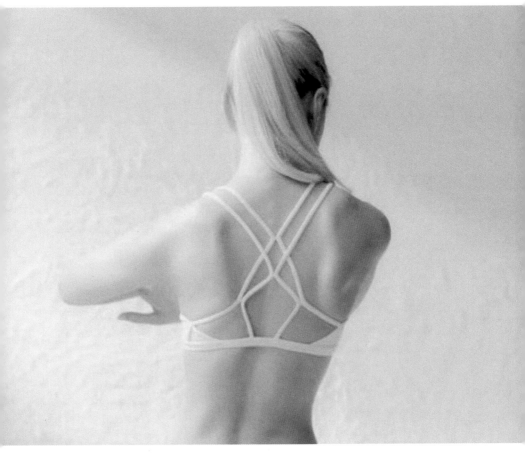

aya consejo n.º 3 "Hidrata tu piel"

A pesar de que es el órgano más extenso del cuerpo, pocas personas se preocupan de cuidar su piel después de lavarla y frotarla. Es cierto que puede tener distintos grosores y necesidades según la zona del cuerpo, pero es esencial que siempre la mantengamos hidratada. Aplica crema o loción corporal como parte de tu rutina de higiene, ¡es un hábito muy sencillo de adquirir! Con el ayayoga ganarás movilidad y elasticidad, así que, con el tiempo, lograrás aplicarte crema por toda la espalda sin ninguna dificultad.

aya consejo n.º 4 "Masajea la zona abdominal para eliminar la grasa acumulada"

Aparte de quemar grasa corporal con los ejercicios de ayayoga, si te masajeas los costados, justo por debajo de la línea del sujetador, podrás deshacerte con más facilidad de los michelines. Cierra la mano en un puño y aplica presión con los nudillos sobre la grasa localizada. Puedes darte este masaje después de un buen baño y mientras te aplicas loción hidratante. Si también masajeas la zona abdominal, estimularás el tránsito intestinal y reducirás el estreñimiento.

aya consejo n.º

5 "Que los sujetadores con aros no te aprieten"

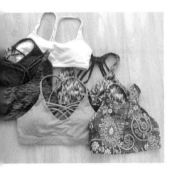

¿Sientes que la ropa interior no se adapta bien a tu cuerpo? Si usas un sujetador pequeño para que tus pechos parezcan más grandes, tu espalda se resentirá y ejercerás una presión extra sobre los omóplatos. Por lo demás, los sujetadores con aros empeoran la circulación, así que te sugiero que optes por alternativas. Yo prefiero usar tops de yoga, ya que, además de una mayor movilidad, ofrecen una sujeción excelente. Busca prendas de ropa interior que realcen tu figura sin que afecten negativamente a tu cuerpo.

aya consejo n.º

6 "Viste prendas con la espalda descubierta y que no aprieten"

Me gusta usar ropa de yoga, pero cuando me arreglo para salir un día especial, elijo prendas con la espalda descubierta. Cuando te enfrentas a situaciones en que enseñas la espalda, eres realmente consciente de que debes cuidarla y trabajarla para que luzca bien. Te propongo un desafío. Si no te gusta mostrar la espalda, fíjate un objetivo que cumplir, como ir al próximo evento (por ejemplo, una boda) o usar una camisa con la espalda descubierta el próximo verano.

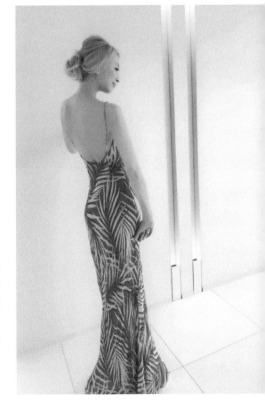

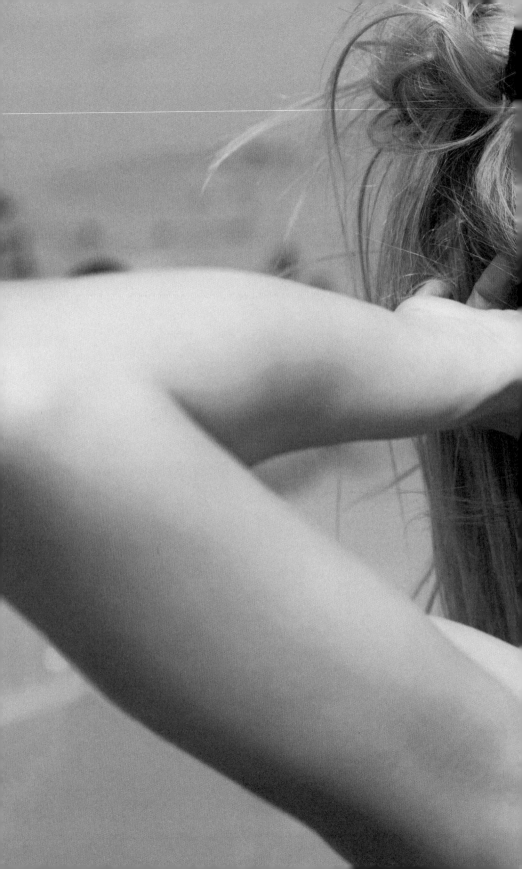

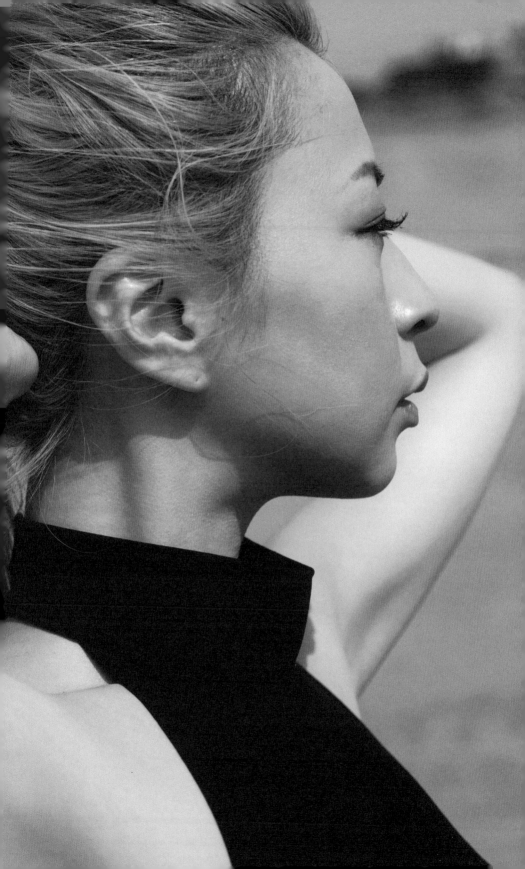

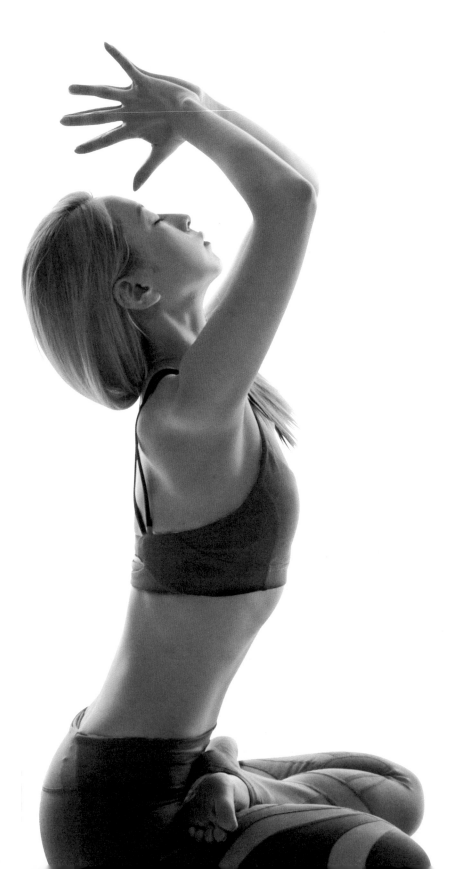

ayayoga

Fundamentos y características

Existen numerosas escuelas de yoga con diferentes ejercicios y niveles de dificultad. El método de yoga que he diseñado está orientado a las necesidades corporales y al estilo de vida actual. Por ello, aunque le dediques poco tiempo, experimentarás verdaderos cambios en tu cuerpo. En esta sección te explicaré las características y los ejercicios básicos en que se funda el ayayoga.

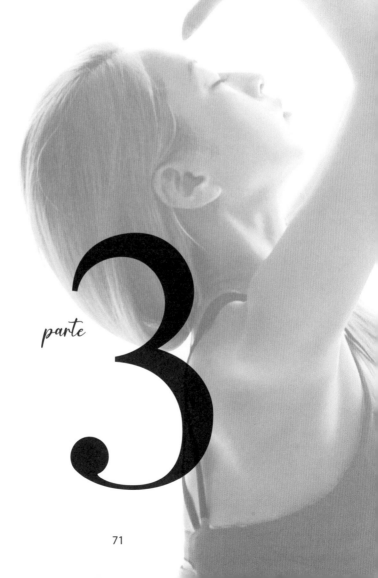

parte 3

¿Por qué conseguimos resultados con el ayayoga?

1 Fortalece el tronco con movimientos continuos y rápidos

Seguramente tienes la impresión de que el yoga es una actividad que consiste en mover el cuerpo de forma relajada. Sin embargo, el estilo de yoga que te propongo requiere de movimiento intenso. Al emplear los músculos de la parte posterior del cuerpo, entrenamos el tronco de forma más eficiente. Se trata de ejercicios aeróbicos con los que mantenernos en movimiento, sudando y quemando grasa.

2 Estirar las articulaciones mejora de forma notable la circulación

La principal diferencia entre estos estiramientos y los convencionales es que, además de los músculos, utilizamos las articulaciones. Si, por ejemplo, cuando levantas un brazo sientes el hombro entumecido, es porque tienes la articulación rígida. Cuando la linfa no fluye de manera adecuada, el metabolismo se ralentiza y dificulta la pérdida de peso. Por contra, al estirar los codos, las rodillas e, incluso, las falanges, favorecemos la circulación sanguínea.

3 Respirar profundamente brinda energía

La respiración abdominal es habitual en el yoga, pero en el ayayoga usamos la abdominotorácica, que es una combinación de la respiración torácica con la inhalación por la nariz. Esta mezcla hará que tu cuerpo tenga un mejor aspecto por fuera trabajando desde dentro, ya que, al devolver a los órganos internos a una posición correcta, su funcionamiento mejora a la par que se fortalecen los músculos intercostales. Otra ventaja de la respiración profunda es que favorece la paulatina elevación de las costillas y, por consiguiente, la cintura se estiliza. Gracias a esta cadena de beneficios, te sentirás llena de energía y revitalizada.

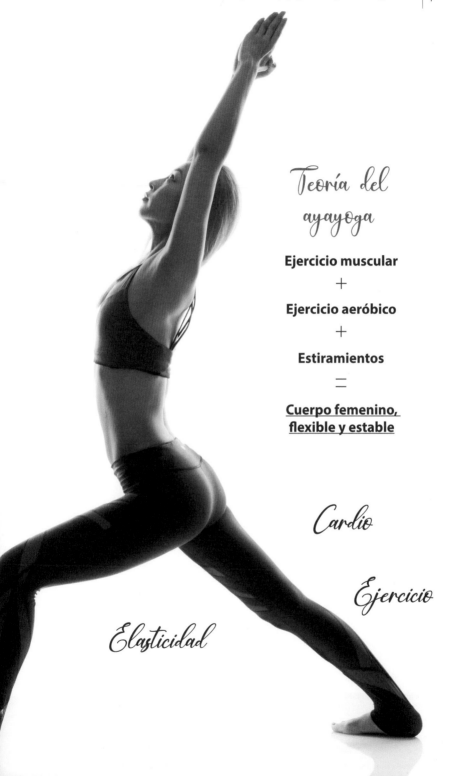

Teoría del ayayoga

Ejercicio muscular

+

Ejercicio aeróbico

+

Estiramientos

=

Cuerpo femenino, flexible y estable

Cardio

Ejercicio

Elasticidad

Equilibra el cuerpo mientras estés de pie

Una espalda encorvada no solo impide que tu respiración sea más profunda y la circulación sanguínea sea más rápida, sino que, además, transmite la idea de que eres insegura y no tienes confianza en ti misma. ¡Mantener una buena postura corporal es imprescindible para enfrentarse a los retos de la vida! Utiliza los músculos de la espalda para mantenerte erguida, mejorar en salud y tener un buen aspecto.

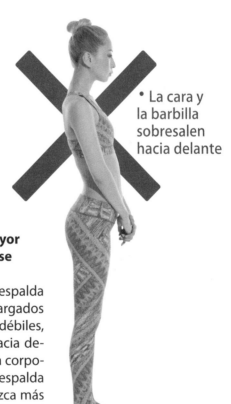

- Cadera rotada

- Tu trasero parece más grande de lo que realmente es

- La cara y la barbilla sobresalen hacia delante

Las mujeres tienen mayor tendencia a encorvarse

Cuando los músculos de la espalda y la cadera, que son los encargados de sostener el cuerpo, son débiles, la cadera suele inclinarse hacia delante (al recibir toda la carga corporal), lo que provoca que la espalda se encorve y el trasero parezca más grande. Además, la zona abdominal se vuelve más flácida, los muslos se ensanchan y el cuerpo pierde su forma.

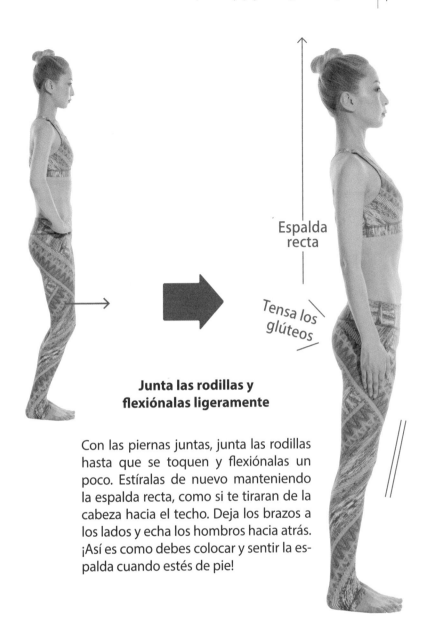

Espalda
recta

Tensa los
glúteos

**Junta las rodillas y
flexiónalas ligeramente**

Con las piernas juntas, junta las rodillas
hasta que se toquen y flexiónalas un
poco. Estíralas de nuevo manteniendo
la espalda recta, como si te tiraran de la
cabeza hacia el techo. Deja los brazos a
los lados y echa los hombros hacia atrás.
¡Así es como debes colocar y sentir la espalda cuando estés de pie!

El truco consiste en ponerse de pie con las rodillas juntas y los
hombros levemente hacia atrás. Una vez te hayas acostumbrado
a estar de pie de la manera adecuada, los músculos de la espalda,
el suelo pélvico, el abdomen y las piernas volverán poco a poco a
su posición correcta.

Estira las
articulaciones

Para conseguir una figura estilizada es tan importante favorecer la circulación sanguínea y linfática como acelerar el metabolismo. Las articulaciones son muy propensas a perder flexibilidad, así que debes estirarlas todo lo que puedas.

Al estirar el brazo, mantén los dedos extendidos y juntos para estimular hombro, codo, muñeca y dedos. Estira todo lo que puedas y sentirás un leve cosquilleo recorrer tu brazo. Prestar atención a las articulaciones, como haces en este ejercicio, es otra de las características del ayayoga.

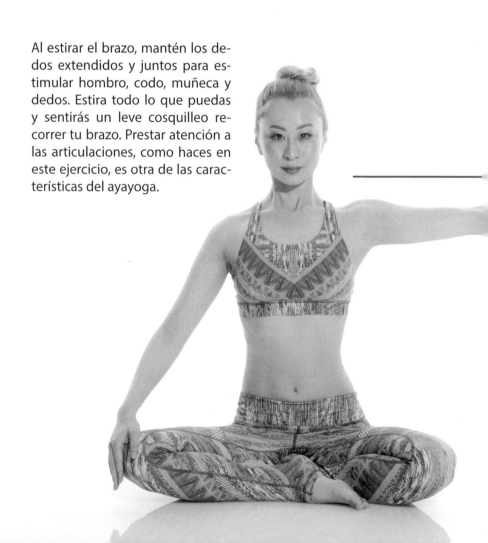

y acaba con la rigidez

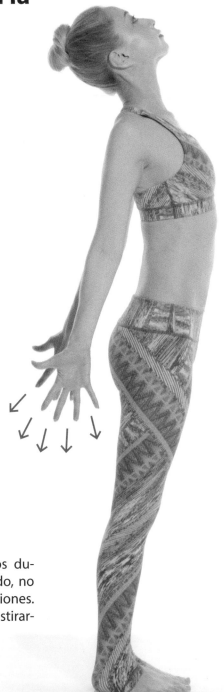

Cuando separes los dedos durante el ejercicio del saludo, no te olvides de las articulaciones. Abre los dedos e intenta estirarlos todo lo posible.

Eleva las costillas al respirar y reduce la cintura

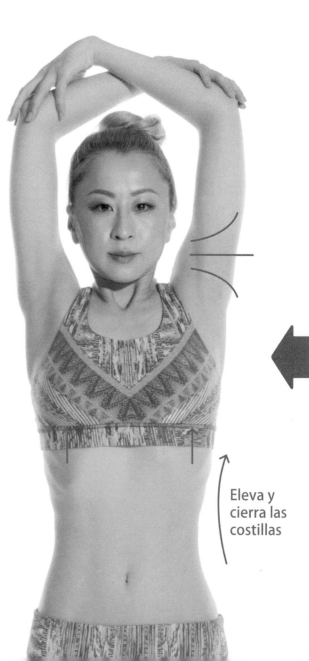

Inspira

Levanta los brazos y júntalos por encima de la cabeza para sentir el movimiento de las costillas. Inspira lentamente por la nariz y sube las costillas como si el esternón tirara de ellas. Si notas que tu abdomen se contrae significa que estás trabajando los músculos intercostales. Presta atención a no rotar la cadera.

Eleva y cierra las costillas

Uno de los motivos por los que los japoneses suelen tener un tronco corto es la posición caída y abierta de las costillas. La mejor vía para subsanar este desplazamiento es mediante la respiración. Combinando la respiración abdominal, impulsada por el diafragma, y la respiración torácica, que estimula los músculos intercostales, obtendrás una cintura definida. Si pones en práctica esta respiración, ¡también acelerarás el metabolismo!

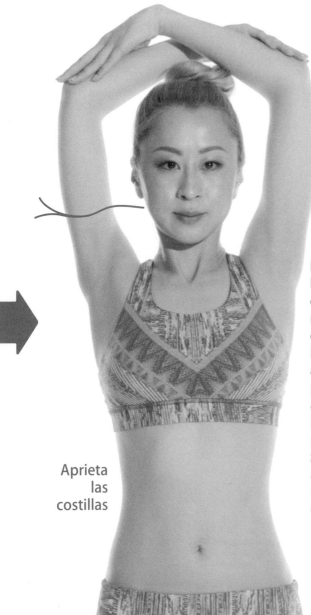

Espira

Espira despacio por la nariz y haz fuerza con las costillas; debes mantenerlas hacia dentro. Una vez te hayas acostumbrado a inspirar y espirar por la nariz, a subir y a aguantar las costillas en esa posición, puedes bajar los brazos. Después, intenta aumentar el ritmo de la respiración y sigue entrenando el movimiento de las costillas.

Aprieta las costillas

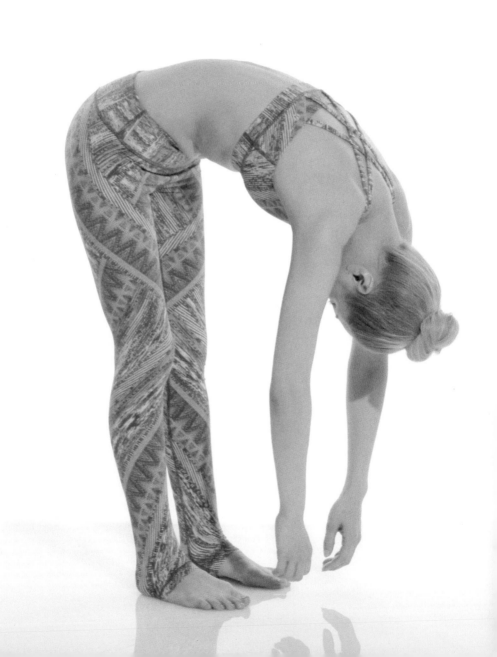

Mejora la circulación relajando las articulaciones después de estirarlas

Después de practicar yoga o cualquier otro ejercicio es recomendable hacer una serie de estiramientos con los que relajar y «resetear» tu cansado cuerpo. Deja caer la parte superior del cuerpo hacia delante y suelta los brazos mientras los balanceas. De esta manera, relajas los músculos y mejoras la circulación sanguínea.

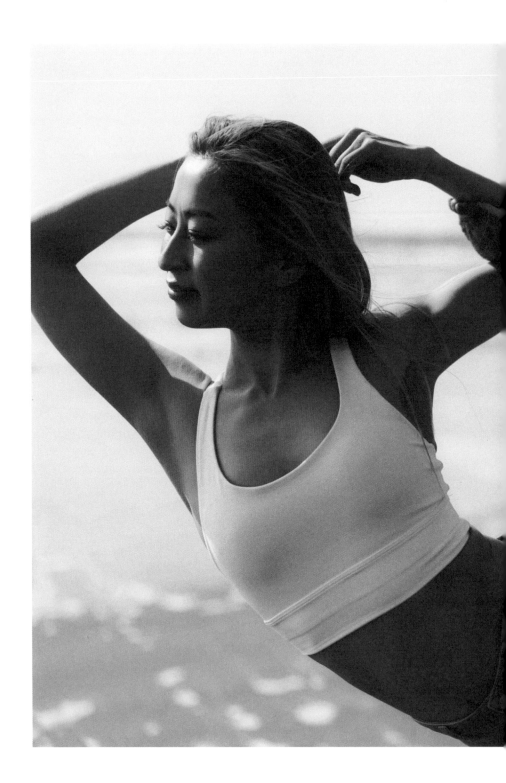

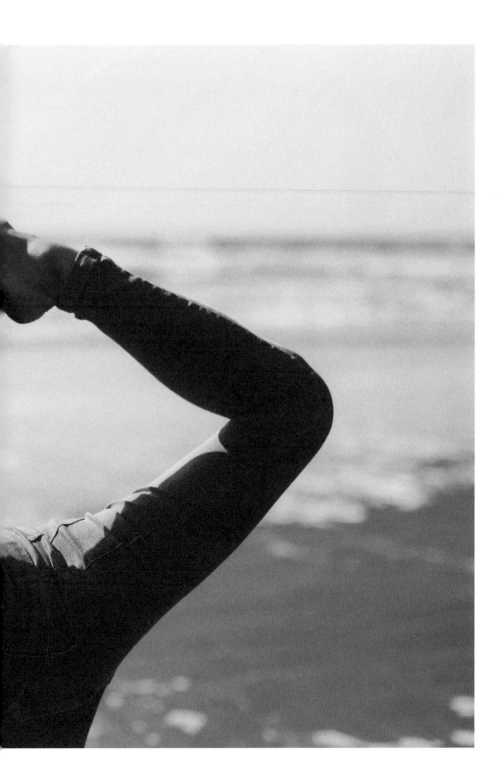

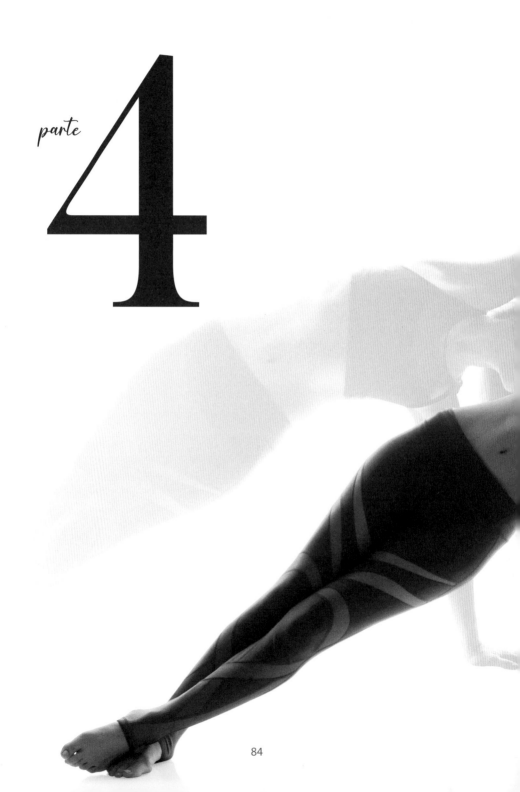

parte

4

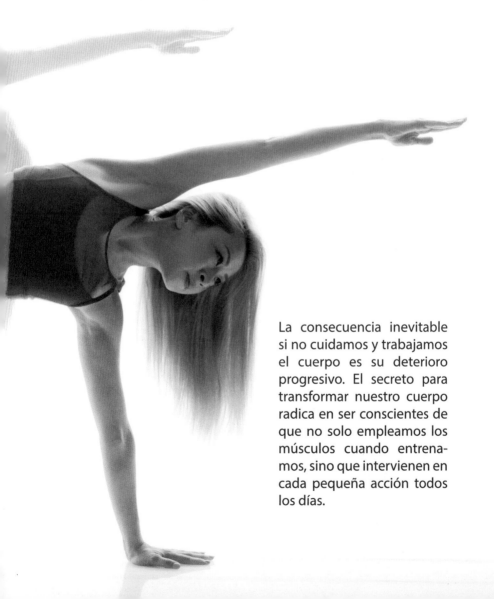

\ ayayoga /

Haz de cada movimiento un ejercicio

La consecuencia inevitable si no cuidamos y trabajamos el cuerpo es su deterioro progresivo. El secreto para transformar nuestro cuerpo radica en ser conscientes de que no solo empleamos los músculos cuando entrenamos, sino que intervienen en cada pequeña acción todos los días.

No tengo sillas en casa

Es necesario fortalecer los músculos; de lo contrario, se debilitan y pierden tono. Por ello, no pierdo oportunidad para realizar cualquier actividad física, por pequeña que sea, y, de hecho, gran parte del tiempo que estoy en casa lo paso de pie.

A ratos, camino de puntillas para estirar las corvas, la parte posterior de las rodillas, y rebajar la tensión acumulada, así como para activar la zona pélvica y los demás grupos musculares de las piernas.

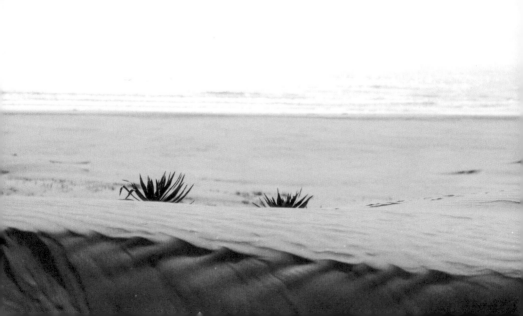

Mucha gente cree que lo único efectivo para obtener una espalda fuerte y estilizada es el entrenamiento muscular tradicional, pero para lograr un cuerpo tonificado es imprescindible estimular los músculos durante nuestras actividades diarias.

Desde que te levantas hasta que te acuestas, pasas por multitud de lugares y realizas distintas actividades que puedes aprovechar para trabajar los músculos. Lo más importante es ser consciente de ello y tenerlo presente en todo momento. Una vez que lo hagas, estarás preparada para emprender el camino hacia el cuerpo que tanto deseas.

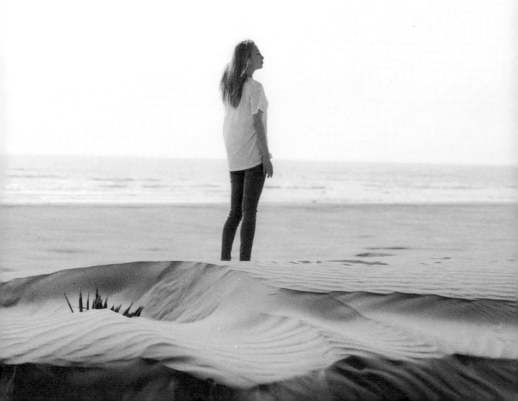

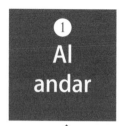

Eleva los talones y camina como si flotaras

Es como caminar de puntillas.

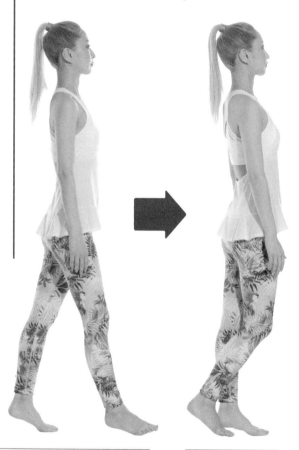

Imagina que un hilo tira de tu cabeza hacia el techo. Camina levantando los talones unos centímetros del suelo. Instintivamente, buscarás la forma de mantener el equilibrio (las corvas o zona posterior de las rodillas se estirarán de manera natural para ayudarte en ese esfuerzo). Con este sencillo movimiento, fortalecerás el tren superior.

② Al estar de pie

Puedes elevar los talones incluso cuando usas el transporte público

¡Una ligera elevación será más que suficiente!

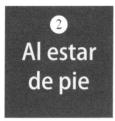

Levanta el talón
entre 1 y 2 cm

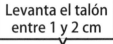

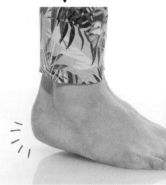

No hace falta que levantes mucho los talones, con apenas uno o dos centímetros será suficiente. Si los alzas demasiado, te balancearás y cargarás en exceso la parte delantera de las piernas, lo que te impedirá estirar las corvas. Si te agarras de un asidero, mantén los hombros abajo para conservar una postura correcta y trabajar también la espalda.

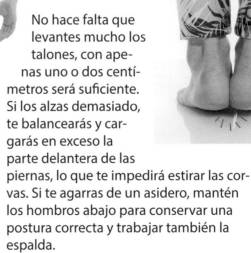

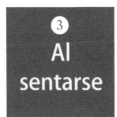

③
Al sentarse

Cuando te sientes, permanece con las piernas extendidas el mayor tiempo posible, así podrás estirar las articulaciones

No dobles las rodillas ni rotes la articulación de la cadera.

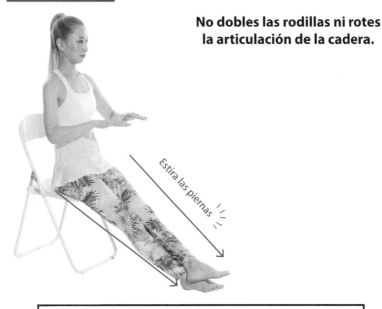

Estira las piernas

Cambia el cruce de las piernas de vez en cuando.

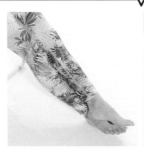
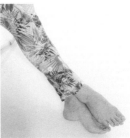

Una de las características del ayayoga es que favorece el estiramiento de las articulaciones, lo que es especialmente importante cuando estamos sentadas, ya que la corva o zona posterior de las rodillas tiende a contraerse. Colócate en la parte delantera de un asiento, extiende las piernas y crúzalas poniendo un tobillo sobre el otro. ¡Es una forma estupenda de acabar con la rigidez!

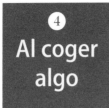

Al coger algo

Ponte de pie con las rodillas juntas y estira todo el brazo

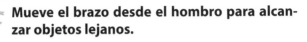

Mueve el brazo desde el hombro para alcanzar objetos lejanos.

A la hora de coger un objeto, aléjate de él y alarga el brazo para alcanzarlo. Con este pequeño gesto lograrás maravillas porque estirarás cada una de las articulaciones que van desde el hombro hasta la punta de los dedos. Si juntas las rodillas y estiras la espalda, también estarás trabajando la postura.

Junta las rodillas y eleva los talones cuando recojas algo del suelo.

Agáchate doblando las rodillas hacia delante y levantando los talones, pero sin curvar la espalda. El hecho de estirar los brazos y activar todas las articulaciones contribuye a disminuir los bloqueos circulatorios y linfáticos.

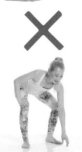

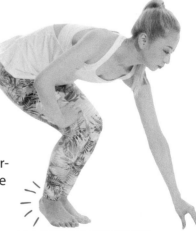

Cuando te levantes, no cambies de postura o podrías hacerte daño: si curvas la espalda, ejercerás presión sobre la zona lumbar y sentirás dolor. Del mismo modo, si separas las rodillas, sentirás molestias en las piernas.

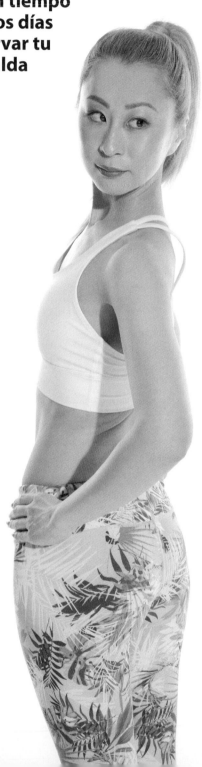

5 Al mirarse en el espejo

Dedica un tiempo todos los días a observar tu espalda

Gírate y recupera el contorno de tu cintura.

Coloca las manos en la cadera y rota el torso hacia un lado. El truco está en girarlo sin mover la cadera, que permanece mirando al frente en todo momento, ayudándote de la mano del costado contrario. Si curvas la espalda mientras haces el giro, forzarás los órganos internos. Por ello, aunque te cueste, debes mantener la espalda firme y recta.

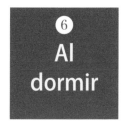

⑥ Al dormir

Relaja todo el cuerpo abriendo la articulación de la cadera

Es fundamental mantener los brazos y las piernas abiertos para mejorar la circulación.

Cuando estás tumbada boca arriba en la cama, la mejor manera de relajar la cadera es doblando las rodillas hacia los lados. Si, además, colocas los brazos por encima de la cabeza, las costillas se elevarán y dejarán espacio para que los órganos internos se recoloquen después de la presión que soportan durante el día. Esto te ayudará a mejorar la digestión y a liberar la tensión acumulada, por lo que podrás conciliar el sueño más rápido.

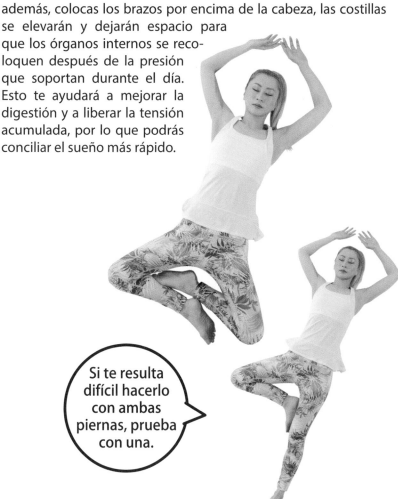

Si te resulta difícil hacerlo con ambas piernas, prueba con una.

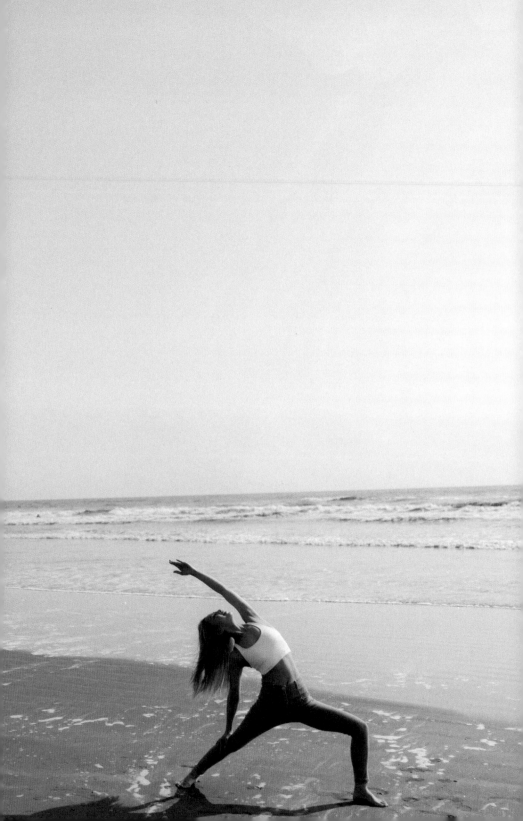

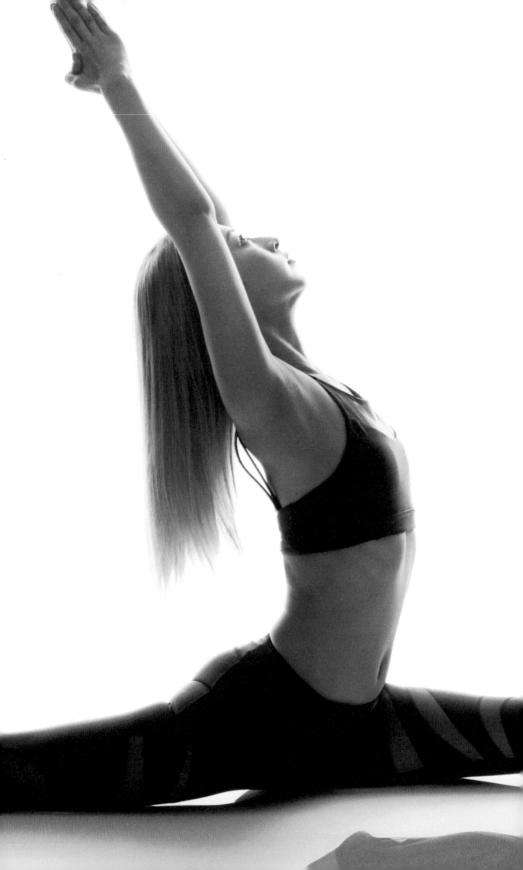

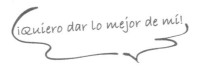

¡Quiero dar lo mejor de mí!

Posturas avanzadas de ayayoga

Como has podido comprobar, los ejercicios del método ayayoga son muy sencillos y sirven para trabajar de forma eficaz la espalda y el cuerpo en general. Una vez te hayas acostumbrado a ellos, puedes ir un paso más allá para estilizar la cintura y moldear tu figura. A continuación, encontrarás posturas de yoga en las que incorporar el giro de la palma de las manos para estimular la espalda, expandir el pecho y bajar los hombros, lo que te permitirá corregir la postura y, a la larga, ¡te hará sentir mucho mejor!

parte

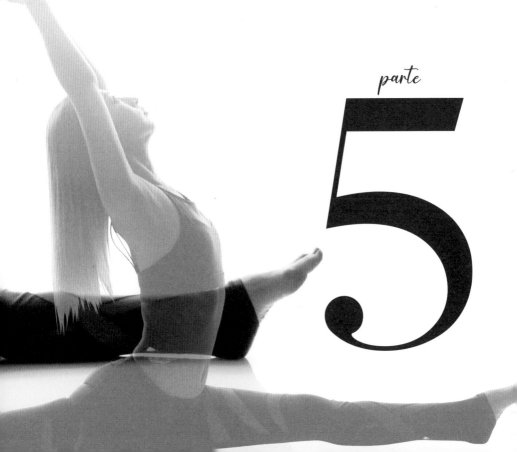

5

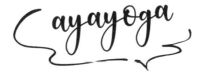

Añade el giro de las manos a las posturas básicas de yoga

para reforzar el trabajo de la espalda

Incluso las personas que practican yoga desde hace tiempo sienten que la dificultad de los ejercicios aumenta solo con cambiar la dirección de las manos. Con esta pequeña variación, estimularás todavía más la zona de los omóplatos y acelerarás el metabolismo.

Mudra de la oración

Una de las posiciones de manos –o mudra– más comunes en yoga es la de juntar las manos en posición de rezo. Esta postura muestra respeto y gratitud, además de aportar equilibrio al cuerpo y a la mente.

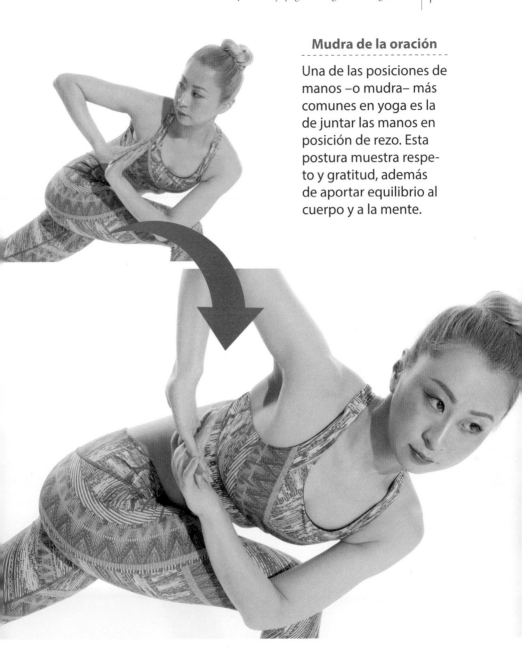

¡Incorpora el giro de manos!

Una vez tengas las manos en la posición de rezo, entrelaza los dedos y estira las palmas. Con esto abrirás los brazos, trabajando sobre todo la cara interna, y activarás los omóplatos.

Postura del guerrero

Fortalece el tren inferior y los abdominales	+	Estira el tren superior

Esta postura permite tonificar los músculos posteriores de los muslos, los glúteos y la zona pélvica. Separa bien las piernas y estíralas desde los tobillos hasta las caderas. Puedes reforzar los resultados en la espalda si levantas los brazos por encima de los hombros.

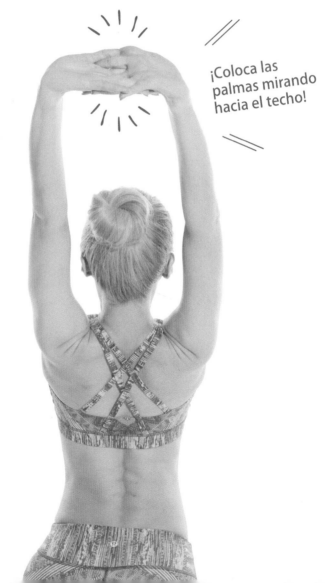

¡Coloca las palmas mirando hacia el techo!

Deja los brazos extendidos a la altura de los hombros con las palmas giradas.

Si no puedes llevar los brazos por encima de los hombros, déjalos en paralelo al suelo. Poco a poco, notarás que tanto la espalda como los hombros se van relajando. Entonces podrás levantar los brazos por encima de la cabeza.

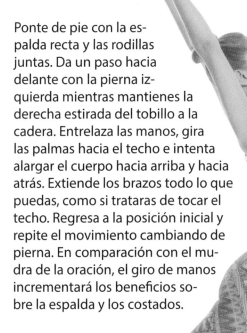

Versión más fácil

Ponte de pie con la espalda recta y las rodillas juntas. Da un paso hacia delante con la pierna izquierda mientras mantienes la derecha estirada del tobillo a la cadera. Entrelaza las manos, gira las palmas hacia el techo e intenta alargar el cuerpo hacia arriba y hacia atrás. Extiende los brazos todo lo que puedas, como si trataras de tocar el techo. Regresa a la posición inicial y repite el movimiento cambiando de pierna. En comparación con el mudra de la oración, el giro de manos incrementará los beneficios sobre la espalda y los costados.

Giro lateral

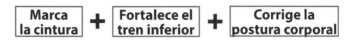

Marca la cintura	+	Fortalece el tren inferior	+	Corrige la postura corporal

Esta postura es fantástica para la zona abdominal ya que, al separar las piernas, mejoras la flexibilidad de las articulaciones de la cadera. Si bien los hombros tienden a hundirse, cuando giras las palmas hacia fuera los brazos se alejan del cuerpo, lo que corrige la postura y optimiza la efectividad del movimiento.

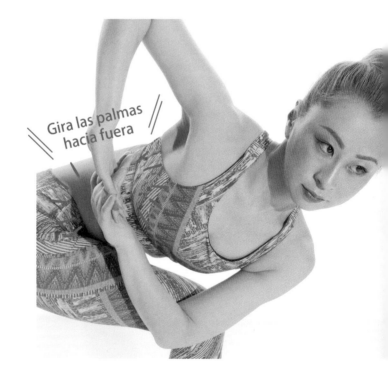

Gira las palmas hacia fuera

Mantén el torso recto en todo momento.

Con la parte superior del cuerpo erguida, gírala hacia un lado. Junta las manos a la altura del pecho, entrelaza los dedos y extiende las palmas para que los brazos permanezcan estirados. En este caso, debes hacer la rotación desde las costillas y no desde la cadera.

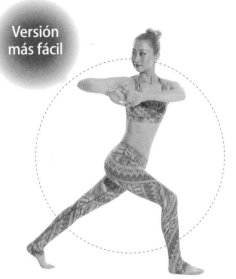

Versión más fácil

Da una zancada hacia delante con la pierna derecha mientras la izquierda permanece bien extendida. Junta las manos delante del pecho y voltea las palmas hacia fuera. Ahora, gira la parte superior del cuerpo, desde las costillas, hacia la derecha. Ayúdate del codo izquierdo cruzándolo con la rodilla y respira profundamente. Mira hacia el techo en diagonal, de forma que mantengas la cabeza alineada con el cuerpo. Vuelve poco a poco a la posición inicial y repite hacia el otro lado.

Postura de la paloma

| Estira la zona abdominal | **+** | Fortalece el tronco |

Al girar las palmas de las manos hacia fuera, expandirás el pecho, trabajarás mejor la espalda y ganarás flexibilidad. Esta postura, centrada en la pelvis, ayuda a fortalecer el músculo iliopsoas y, en consecuencia, el torso. También contribuye a relajar los hombros y reduce la hinchazón.

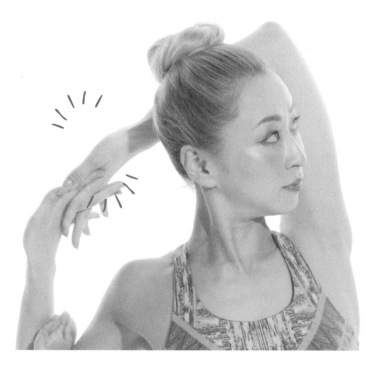

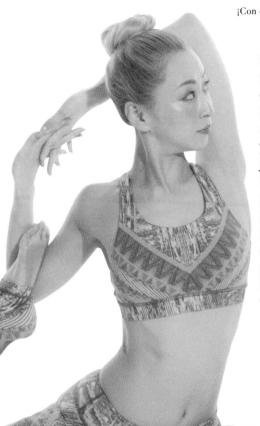

Siéntate en el suelo con la pierna izquierda flexionada por delante de ti y estira la derecha hacia atrás. Dobla la rodilla derecha, sujeta el pie con el codo y mantén la posición. Ahora, junta las manos por detrás de la cabeza, gíralas hacia fuera para expandir el pecho, y respira lentamente. Regresa a la posición inicial y repite hacia el otro lado. Asegúrate de que la pelvis esté elevada y orientada hacia delante para que el vientre no sobresalga.

Versión más fácil

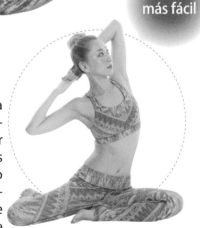

No hace falta que levantes la pierna, basta con que abras el pecho.

Siéntate doblando la rodilla izquierda por delante de ti y lleva la rodilla derecha hacia atrás. Coloca las manos por detrás de la cabeza, con las palmas giradas, y estira el costado izquierdo al mismo tiempo que te inclinas sobre el derecho. Este movimiento te servirá para descomprimir el vientre y estimular los órganos internos.

Postura de la pinza

| **Estira cadera, brazos y espalda** | **+** | **Endurece el abdomen** |

Esta postura favorece la circulación sanguínea y linfática y, por lo tanto, será tu aliada a la hora de combatir la rigidez. Baja la cabeza e inclínate levemente hacia delante, con el cuello y los hombros relajados. Al extender los brazos con las palmas giradas, estirarás también la espalda, lo que te proporcionará elasticidad y flexibilidad general.

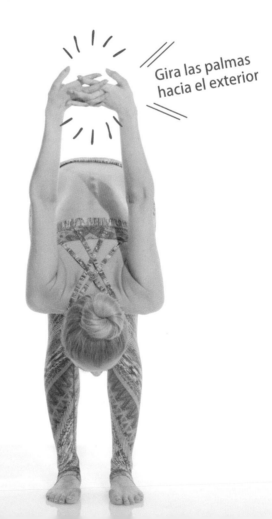

Gira las palmas hacia el exterior

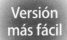

Versión más fácil

Si no puedes alejar las manos de la espalda, entrelázalas y déjalas apoyadas sobre la cadera.

No te olvides de girar las palmas hacia fuera. Cuando hayas cogido el truco, intenta elevar los brazos de forma gradual. Dobla un poco las rodillas para que te resulte más fácil mantener la inclinación hacia delante.

Separa las piernas al ancho de las caderas e inclínate hacia delante de modo que eleves la cadera hacia el techo. Doblar las rodillas ligeramente te ayudará a ampliar el rango de inclinación, lo que, a su vez, te servirá para estirar el sacro y flexionar la articulación de la cadera. Sin forzar el movimiento, tira de la barbilla para alargar el cuello. Junta las manos en la espalda, extiende los brazos y luego llévalos hasta que estén más o menos a la altura de los hombros. Respira pausadamente unas cinco veces y regresa a la posición inicial.

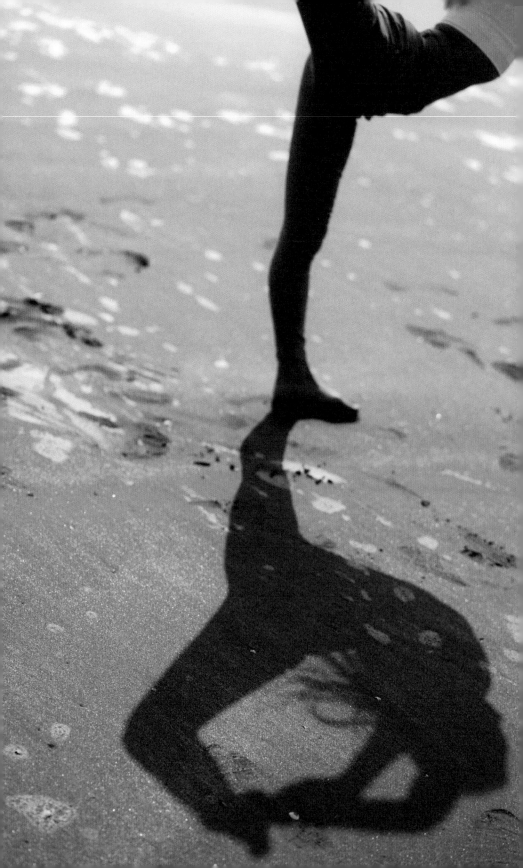

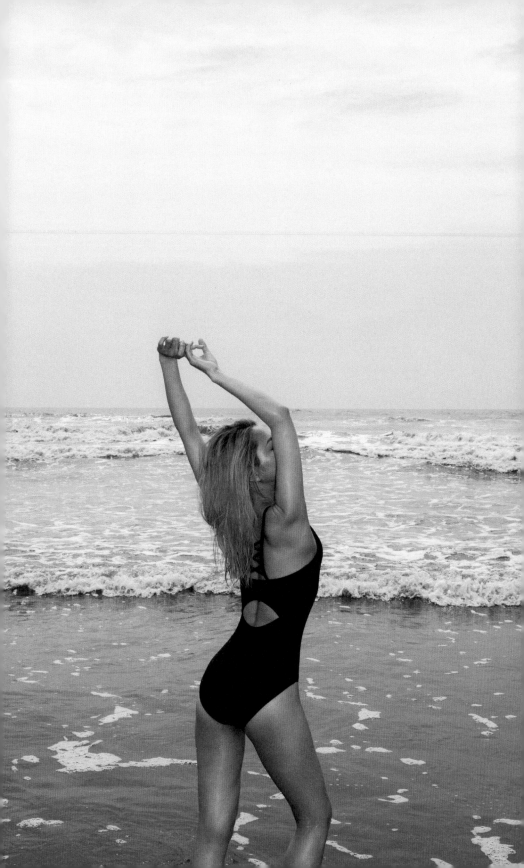

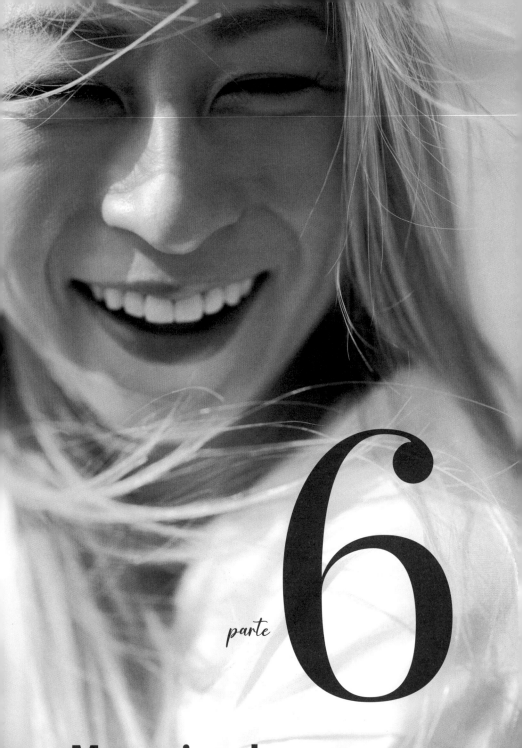

parte

6

Mensajes de aya

1

Mensaje de aya n.º

" La grasa y los músculos son la ropa que viste nuestro cuerpo. Lo esencial es cómo los llevas. "

A menudo oigo la expresión «crear una cintura definida», pero prefiero pensar que no empezamos desde cero. En realidad, se trata de «volver a conseguirla», porque esa cintura estrecha que tanto anhelas siempre ha estado ahí, aunque puede que permanezca escondida bajo una acumulación de grasa. Al reactivar los músculos, perderás peso, estilizarás la figura y podrás realzar tu cintura. Sucede lo mismo cuando queremos definir los abdominales: se ocultan debajo de la piel flácida, ¡solo debemos ejercitarlos! Ahora bien, si los músculos no se han utilizado durante mucho tiempo, no se despertarán simplemente porque así lo deseemos. Debes insistir una y otra vez, todos los días, para lograr una respuesta. No te rindas y trabaja los músculos a diario. Cuando los hayas sacado de su prolongada hibernación, ¡la grasa habrá desaparecido!

2

Mensaje de aya n.º

" La belleza es actitud. "

Cuando somos jóvenes, nos gusta maquillarnos porque así nos acercamos a los estándares de belleza y nos sentimos más atractivas. Si hacemos lo mismo que los demás y seguimos las modas del momento, nos sentiremos aceptadas. Sin embargo, con el paso de los años, prescindimos de muchas cosas y acabamos quedándonos con lo que es verdaderamente importante. Por esta razón, nos vestimos y maquillamos de manera más sencilla y natural. Y es entonces cuando tener un cuerpo armonioso y cuidado es esencial para sentirse bien con una misma: la postura corporal y los gestos pasan a formar parte del nuevo estándar de belleza.

Al fortalecer la espalda y corregir la postura, te sentirás más esbelta y elegante e, incluso, te verás más joven y segura al andar.

Por experiencia propia, sé lo que es tener sobrepeso y no sentirse a gusto con tu cuerpo. Por eso, quiero que mis consejos te ayuden a mejorar tu autoestima y a lograr el cuerpo de tus sueños.

3 "Al igual que has ganado peso, puedes perderlo. Piensa en positivo."

Mensaje de aya n.º

La idea de que es muy fácil engordar, pero que perder peso roza lo imposible es una creencia bastante generalizada. Yo, en cambio, considero que se tarda lo mismo en ambos procesos. Salvo algunos casos, la principal razón del aumento de peso suele ser un exceso en la ingesta calórica. Si no estás dispuesta a renunciar a la comida, debes poner a trabajar los músculos. ¿Te has preguntado cómo cambiaría tu cuerpo con un poco de ejercicio que te permitiera disfrutar cada momento? ¿No sería emocionante experimentar esa transformación? Espero que disfrutes tanto de este viaje como lo hice yo.

4 "No esperes a mañana, ¡hazlo hoy!"

Mensaje de aya n.º

¿Cuántas veces has dicho «mañana dejo de comer dulces» o «mañana salgo a correr» y ese momento nunca llega? Cuando subí de peso, aunque era consciente de mi problema, no hacía nada por remediarlo. No había nada que me motivara a cambiar: ¡me había rendido por completo! Por eso, empezar a practicar yoga siguiendo la recomendación de una amiga fue un gran primer paso y, ahora, cada vez que reflexiono sobre cómo soy, me siento agradecida por haber decidido actuar. Si mañana quieres hacer diez abdominales, haz hoy el ejercicio del saludo. Así, poco a poco, habrás entrenado tres días, una semana, un mes… La vida es corta, tenemos que aprovechar cada segundo. No dejes nada para mañana. ¡Empieza ya!

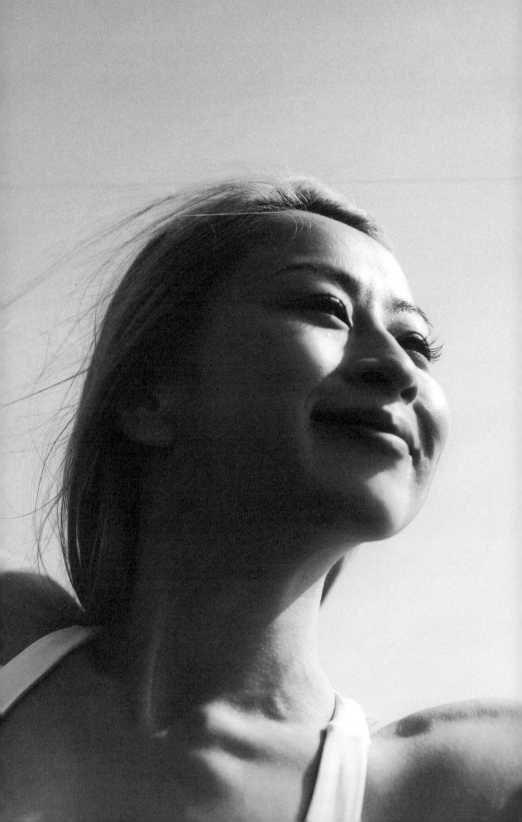

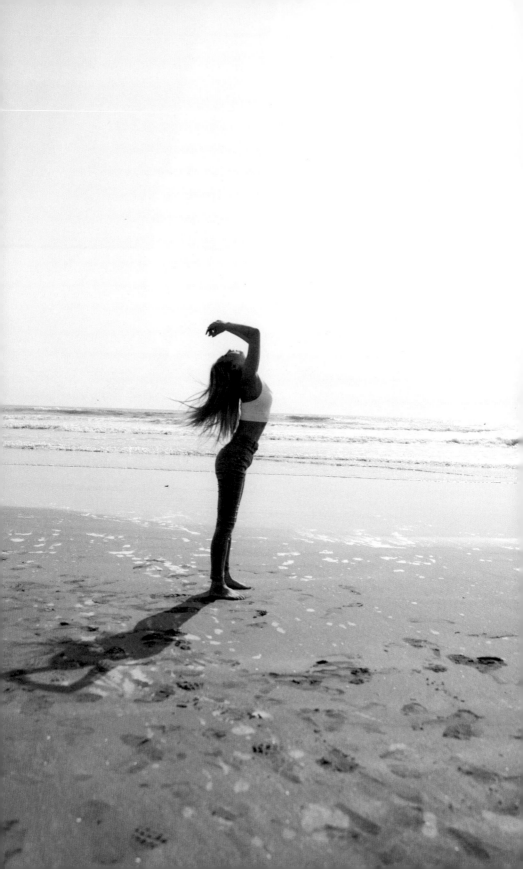

5

"Cuanto más trabajes tu cuerpo, más fácil te resultará seguir un estilo de vida saludable."

El ayayoga no exige el acompañamiento de un régimen estricto y es así porque yo misma experimenté lo que es comenzar a entrenar mientras hacía dieta, y no funcionó. Sabemos lo difícil que es resistirse a comer algo que apetece mucho y que no hacerlo, paradójicamente, puede generar tal insatisfacción que lleva al temido efecto rebote. Por este motivo, es esencial que actives el cuerpo. Cuando empieces a notar cambios (como, por ejemplo, si te sientes menos hinchada o si tienes las piernas más delgadas), tu forma de pensar también habrá cambiado y, por lo tanto, elegirás qué comer en función de los beneficios que te aporte. Si alguna vez has sufrido el efecto rebote, ha llegado la hora de que te pongas en acción.

Mensaje de aya n.º **6** "En lugar de sufrir por lo que comes, imagina cómo eliminar lo que tu organismo no necesita. Enfréntate a tu cuerpo y toma las mejores decisiones."

Por mucho que te esfuerces, seguramente llegará el día en que te des un buen atracón. Entonces creerás que todo está perdido y te vendrás abajo. En lugar de esto, te sugiero un cambio de perspectiva. Me encantan los dulces y, a menudo, como fuera de casa. Cuando me doy algún capricho, me aseguro de beber mucha agua y pienso en cómo voy a eliminar lo que mi cuerpo no necesita. No elijas un plato del menú en base a sus calorías; hazlo pensando en qué es bueno para tu salud. ¡Disfruta de la comida sin estresarte!

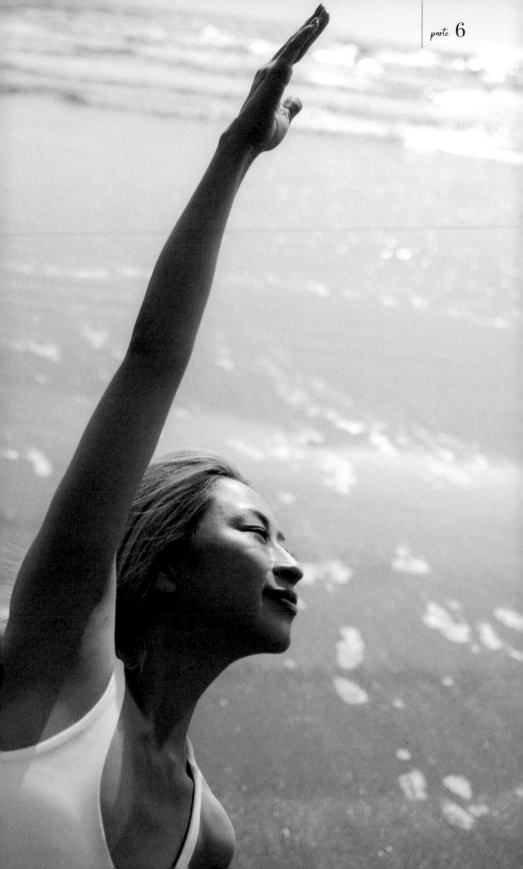

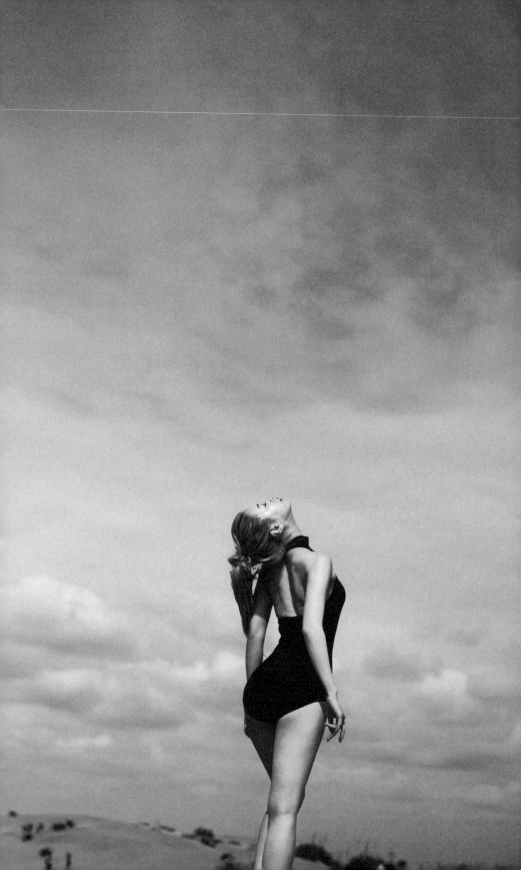

Mensaje
de aya n.º

7 "No te avergüences por querer verte más atractiva. ¡No te des por vencida!"

Parece que, llegada cierta edad, resulta extraño que una mujer siga diciendo que quiere ser atractiva. Sin embargo, hay quienes en todo momento llevan un pintalabios en el bolso, porque quieren aprovechar cualquier momento para verse bien. Observo esta misma actitud en las clases de yoga cuando mis alumnas dejan de usar ropa holgada y eligen piezas más ceñidas porque se ven diferentes. A medida que los cambios se manifiestan, aumenta la autoestima. Y, puesto que actualmente la expectativa de vida se ha prolongado, podemos envejecer disfrutando de cada momento, sin renunciar a ese querer vernos bien y sintiéndonos cómodas con nosotras mismas.

P y R   ¡Quiero saber más! Preguntas frecuentes

Cuando tengas alguna duda sobre el método ayayoga, consulta este apartado de preguntas y respuestas. ¡Espero que suponga una motivación para continuar!

P   Si tengo el cuerpo muy rígido, ¿podré hacer los ejercicios?

R En este caso, te recomiendo que comiences con el ejercicio del saludo abriendo bien el pecho y estirando los brazos hacia atrás; será más que suficiente. Aunque sientas la espalda y los hombros tiesos, no deberías tener problemas para ponerte en marcha. Es lógico que hayas ganado rigidez después de tanto tiempo sin entrenar y, hasta cierto punto, es normal que al principio no puedas moverte con total libertad, pero poco a poco recuperarás la flexibilidad. Si no puedes girar la palma de las manos hacia fuera o sientes un dolor intenso, acude al médico para conocer la opinión de un profesional.

P   Soy poco constante y estoy muy ocupada. ¿Cómo puedo seguir la rutina?

R Después de lavarte los dientes, mientras cocinas, al esperar que termine la lavadora, cuando doblas la ropa… Cualquier momento y lugar es bueno para hacer el ejercicio del saludo. Al principio, puede parecerte complicado o puedes sentirte desanimada al afrontar estos retos tú sola, pero si se lo propones a algún familiar o amigo, podríais motivaros mutuamente y aumentar de forma gradual el número de repeticiones o el tiempo que dedicas a los ejercicios. También podría ayudarte publicarlo en tus redes sociales. Si persistes, ¡te sentirás muy satisfecha con los resultados que obtengas!

P **¿Por qué no necesito hacer dieta si hago los ejercicios de ayayoga?**

R Porque muchas personas se frustran cuando ven limitadas sus opciones alimenticias. Antes que eso, considero más efectivo que te actives y realices pequeños cambios en tu cuerpo. Una vez que empieces a adelgazar, tu concepción sobre la comida cambiará. Por eso siempre digo a mis alumnas que pueden comer lo que quieran, aunque sin excederse. ¿Qué te apetece? ¿Un café con leche, una tostada, un poco de pan integral? Elige lo que te haga feliz sin olvidar que cada elección afectará a cómo te verás el día de mañana.

P **¿Cuánto tiempo debería dedicar a los ejercicios?**

R Si quieres notar cambios en un periodo relativamente breve, haz unas diez repeticiones por ejercicio. Incluso te animaría a que hagas todas las que puedas, ya que si incrementas el tiempo que les dedicas, conseguirás resultados antes, pero puedes variar y realizar distintas secuencias. Por ejemplo, si practicas el «saludo» a un ritmo elevado durante un minuto, entrarás en calor deprisa y sentirás una ligera fatiga sin necesidad de hacer más repeticiones. Toma esta referencia como punto de partida y continúa sin acelerar la respiración.

P **Después de la primera sesión sentí dolor muscular, ¿descanso o continúo con los ejercicios?**

R Es normal que tengas agujetas después de la actividad física. Algunas personas las sienten al día siguiente, mientras que a otras les aparecen tres días después. Sin embargo, no es algo preocupante: significa que estás trabajando los músculos de forma adecuada. Como los ejercicios de ayayoga no son de una exigencia muscular muy elevada, puedes continuar siempre y cuando no sientas un dolor agudo e insoportable. En lugar de descansar durante un día, te sugiero que hagas el ejercicio del saludo, aunque solo sea una vez.

𝓟 **¿Cómo debo respirar cuando haga los ejercicios y estiramientos de ayayoga?**

𝓡 Al principio no te preocupes demasiado por la posición o la respiración. Trata de activar el cuerpo y ser consciente de que estás entrenando la espalda. Una vez hayas dominado los movimientos, puedes centrarte en la respiración: inspira profundamente y espira, siempre por la nariz. De esta manera, también trabajarás el diafragma y te ayudará a recuperar la forma de la cintura. Cuando combines respiración y movimiento, exhala al relajar la posición, así relajarás más los músculos.

𝓟 **Voy a cumplir los sesenta, ¿lograré resultados?**

𝓡 ¡Por supuesto! Entre las personas que ofrecieron sus testimonios para la sección inicial del libro había mujeres de sesenta años que, en apenas dos semanas, redujeron la talla, cambiaron considerablemente de figura y ¡aún lo siguen haciendo! Nuestro cuerpo se deteriora con el paso del tiempo, pero si entrenas de forma adecuada, tus músculos responderán al estímulo. Las sentadillas con los brazos estirados fortalecen tanto las piernas como la espalda, lo que previene caídas, dolores de espalda y de rodillas. Con el ayayoga no solo perderás peso, sino que también te sentirás mejor y disfrutarás de una vida larga y saludable.

Epílogo

Si me preguntaran a quién prefiero, si a la persona que soy ahora o a la que era hace una década, sin duda alguna diría que prefiero a la actual. Y, dentro de diez años, probablemente volvería a inclinarme por la misma opción.

A menudo me preguntan qué transformaciones he experimentado desde que adelgacé, y lo cierto es que ¡mi vida ha cambiado por completo! No solo mi trabajo, la forma de comer e, incluso, la ropa que elijo. Ahora soy capaz de ponerme delante de un grupo de gente e impartir clases de yoga, mientras que antes ni siquiera me atrevía a mirar a los ojos a la gente con la que hablaba. Me veía mal físicamente y tenía poca confianza en mí misma. Es evidente que la riqueza interior constituye un pilar en nuestras vidas e interacciones cotidianas, pero no podemos negar que la apariencia también juega un papel importante a la hora de relacionarnos.

Todas las mujeres nos sentimos halagadas cuando nos hacen un cumplido y existen palabras mágicas que corroboran y traducen ese deseo profundo de verse bien. Por supuesto, el estándar de belleza es diferente para cada persona. Aun así, todas somos un diamante en bruto y, si nos pulimos, podemos brillar con luz propia. El primer paso es formarnos una imagen mental de qué queremos y trabajar para conseguir ese objetivo. Una forma de pulir nuestro diamante o, dicho de otro modo, trabajar nuestro cuerpo, es mediante el ejercicio del saludo y las sentadillas con los brazos estirados. Estimulando la espalda que hasta ahora habíamos desatendido, podremos elevar la cadera, definir la cintura y ponernos en forma.

Epílogo

El yoga y el entrenamiento son herramientas que puedes utilizar para enriquecer tu vida: al cambiar tu cuerpo, también lo hará tu mente y, a la larga, verás las cosas de otra manera. A raíz de los resultados positivos que han percibido en su figura, las personas que han probado el ayayoga no solo empezaron a ser más conscientes de su respiración y postura durante el día, sino que también modificaron su dieta (por ejemplo, han restringido la cantidad de azúcar que toman porque ya no sienten la necesidad de tomar tanta) e, incluso, ahora disfrutan más yendo de compras, porque como han perdido peso y lo notan especialmente en los brazos y la cintura, usan tallas más pequeñas que antes.

Te animo a que prestes atención a tu cuerpo y los cambios que se producirán en él. Cada pequeño progreso, como hacer diez repeticiones o esforzarse gradualmente durante cada nueva sesión, será un granito de arena más que te dará confianza y te acercará a la meta.

No creas que eres demasiado mayor para intentarlo. Con el ayayoga, ¡no importa la edad que tengas!

Epílogo

Poco a poco, tus músculos responderán al esfuerzo, notarás cómo tu pecho se expande y sentirás el cuerpo más firme, flexible y relajado. Y todo esto te ayudará a enfrentarte a la vida con una mentalidad abierta.

La vida es un cúmulo de acontecimientos. La persona que eres es fruto de las decisiones que has tomado hasta ahora, lo que no significa que no puedas cambiar de rumbo. Por eso, no dejes para mañana la posibilidad de activarte con el ayayoga y lograr la figura que tanto deseas. Abre tu pecho y estimula tu espalda, y cuanto antes lo hagas, ¡mejor! Si yo no hubiera tomado la decisión de probar el yoga durante mi rehabilitación, no estaría aquí escribiendo estas palabras. Espero de todo corazón que aproveches y disfrutes de mis consejos.

ayayoga

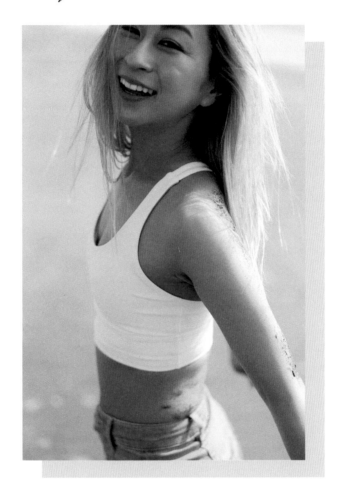

Sobre aya

Es la directora del estudio de yoga *Syaraaya* y es creadora de contenido relacionado con esta disciplina. Tras sufrir un accidente de tráfico en Estados Unidos, donde se encontraba estudiando, comenzó a practicar yoga como parte del proceso de rehabilitación, lo que la ayudó a recuperar su forma física y a perder peso. Después de estudiar hatha yoga, hatha vinyasa ashtanga y shyvana ananda yoga, decidió convertirse en profesora de yoga. Su original método, que aúna *ballet* clásico, ejercicios corporales y técnicas de respiración, ha alcanzado tal fama en Japón que es muy difícil reservar una clase con ella. Además de transmitir la diversión del yoga, aya identifica las necesidades de cada persona y garantiza la mejora en el rendimiento, lo que le ha hecho gozar del reconocimiento por parte de principiantes, pasando por reconocidas actrices y modelos, hasta deportistas profesionales. También es aficionada a la cosmética y tiene su propia línea de productos de belleza.

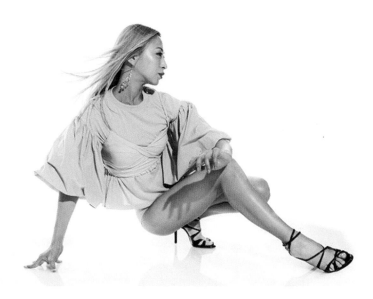

Esperamos que haya disfrutado
de *Cuida tu espalda con ayayoga,* de aya,
y le invitamos a visitarnos
en www.kitsunebooks.org,
donde encontrará más información
sobre nuestras publicaciones.

Recuerde que también puede seguir
a Kitsune Books en redes sociales
o suscribirse a nuestra *newsletter.*

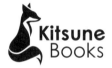